西洋占星術で選ぶ
フラワーエッセンス

星が導く花療法

西洋占星術研究家
英国ＩＦＡ認定アロマセラピスト
登石麻恭子

BAB JAPAN

はじめに

フラワーエッセンスは、植物のエネルギーを水と光の働きによって、水に転写したものです。自分自身の心の状態に合わせてエッセンスを飲むことで、自らを癒やしていきます。アロマセラピーで使う精油のように香りがあるわけではないため、実感として感じることは難しいかもしれませんが、植物の持つ力を取り入れることで、ごく自然に、心のバランスを整えることができます。

フラワーエッセンスは、「自らを癒やす」というコンセプトで、1930年代にエドワード・バッチ博士により生み出され、今現在においても多種多彩のフラワーエッセンスが世界中で作られ、販売されています。

バッチ博士は開発当初、占星術的な視点からエッセンスを選定していったようです。しかし当時は、西洋占星術でホロスコープを出すには、星がどの位置にあるのかを調べるための専門的な天文暦（エフェメリス）が必要で、ホロスコープを作るにも専門的な知識を必要としていました。

バッチ博士の基本姿勢として、その人自身が「自らを癒やす」ことを重要視していました。

はじめに

にもかかわらず、西洋占星術を知っている人しか使えないのでは、ごく一部の人にしか使えない手法となってしまうと考えたのかもしれません。
そこで、占星術の知識そのものが、当時の人たちにとっては難解なものであったこともあり、占星術からの選択ではなく、感情から選んでいくように舵を切りなおしました。

その後、コンピューターの発展や、個人がそれを所持するパーソナルコンピューターが1990年代ぐらいから一般化していきます。そして、ホロスコープを描くソフトも開発され、ホロスコープを描くことへの難易度は下がりました。しかしまだ、それも一部の人にしか使えない技術でした。
現代では、誰でもネット上でホロスコープを作ることができるようになったり、またスマートフォンのアプリを用いて、個人がその場でホロスコープを作成したりすることもできるようになりました。占星術に対する認識も、生まれた時期の太陽に関連した12星座占いだけではなく、月星座といった性格的な側面を示す部分も、以前よりも一般に広がってきた感があります。

こうした時代的な背景により、技術面でのハードルは、現代ではグッと下がりました。

その流れを受けて西洋占星術的な判断からエッセンスを選ぶということも、エッセンス選択のアプローチの一つとして取り入れることができるのではないか……という想いから、この本を書きまとめました。

本書では、フラワーエッセンスのうちのバッチフラワーレメディと呼ばれる38本を中心に、西洋占星術の基礎的な部分を含めて、西洋占星術との関連性やその働きをまとめています。

また西洋占星術で用いるホロスコープからどのようにエッセンスを選んでいくかということについても書きましたが、ホロスコープの読解が難しい場合は重要なポイントのみピックアップして、そこからエッセンスを選ぶこともできるようにもなっています。さらに星の示すものを通じて、自分自身の心のあり方をあらためて確認することもできるでしょう。

星と植物の癒やしの世界を、身近なものとして感じていただけますと幸いです。

もくじ

目次

第2章　西洋占星術を読み解く

第3章　12星座とフラワーエッセンス

もくじ

第5章　ホロスコープからフラワーエッセンスを選ぶ

もくじ

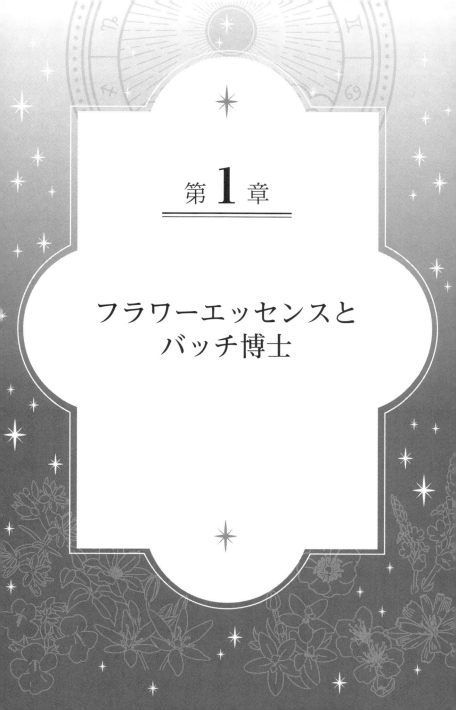

第1章

フラワーエッセンスとバッチ博士

フラワーエッセンスの植物療法

フラワーエッセンスは、花や植物のエネルギーを摂取することによって、心や精神、また霊性のバランスを回復し、調和をもたらすものです。「フラワー」エッセンスといっても、近年は花や植物だけではありません。動物や鉱物、特定の土地や自然環境などさまざまなエッセンスが作られ、ネイチャーエッセンス（自然エッセンス）とも呼ばれています。ただ、当初の「花から作る」という基本概念がベースになっているため、花や植物以外から作られたこのようなエッセンス類をまとめて「フラワーエッセンス」と呼んでいます。

フラワーエッセンスは、現在、世界中の国で親しまれている自然療法ですが、薬やアロマセラピーやハーブ両方で使う植物のように、身体や病状などに直接作用するものではありません。花の持つエネルギーが、感情や精神面、さらに霊的な領域などのバランスを取り戻し、内的な健康を引き出してくれるのです。

フラワーエッセンスは植物療法の一つです。ただ、植物の持つ化学的な成分を利用するものではないということが、他の植物療法と違います。
アロマセラピーで使う精油は、水蒸気を用いて植物を蒸留したり、果皮などを圧搾して作るため、植物の持つ科学的な成分が含まれています。ハーブも、ハーブティーにすると、湯に化学的な成分が抽出されます。それが人の身体や精神に対して、薬理的な作用を及ぼすのです。

対してフラワーエッセンスは、植物がもつ化学的な成分はエッセンスの中に含まれていません。またエネルギーも、目には見えず、物質的な成分を測定する機械で計測できないため、科学では判断できないあやしいものとして見なされてしまうかもしれません。
しかし、現在の時点で判断できないから、目に見えないエネルギーをあやしいものとして見なしてしまうのは尚早でしょう。洋の東西を問わず、植物には目に見えない「何か」があるということが、古い時代からさまざまな土地で認識されてきました。植物には精霊が宿るという考え方は、世界中に存在しているのです。

アマゾンのシャーマンは植物と話をするといわれます。アボリジニは不調を感じたときに森をさまようのだそうです。そして、自分を癒やしてくれる植物の声を聴いて、その葉の上に溜まった朝露を飲んで自らを癒やしたといいます。

現代の科学では証明できませんが、科学的な観点から植物の感情の動きを調べたり、オーラのようなものを測定したりする試みも行われています。そうした視点で植物を観ていくこと自体、植物には精気や魂のような何かがあるように考えられてきたからだといえるでしょう。

アロマセラピーやハーブ療法のような植物療法においても、科学的な観点から認知された働き以外に、エネルギーや精気のようなものがあると感じている人たちは多く存在します。科学的な物質にまつわる効力と目に見えないエネルギー的なものが合わさり、それが植物を用いたセラピーの力として認知されていると考えることができるでしょう。

そうしたことを考慮すると、フラワーエッセンスの植物療法は、目には見えないけれど植物の精気のような何かを取り出して活用していく療法といえます。またそれが、精気や本質という意味からくる「エッセンス」という言葉の由来ともいえるのです。

ただ、植物療法に関して、非物質的な力のみが重要というわけではありません。物質として認識できる成分の持つ肉体への働きは療法として意味あるものですし、アロマセラピーであれば、香りの心理的な働きが心に影響を与える側面もあります。

そのように考えていくと、アロマセラピーやハーブ療法、またフラワーエッセンスといった植物療法は、アプローチの違いで得意な領域がそれぞれ違うものであるといえます。フラワーエッセンスは、人の非物質的な領域へのアプローチを得意とするセラピーです。アプローチの違うアロマセラピーやハーブ療法と合わせて使うことです。それぞれの特性を補完できるものと考えられそうです。

たとえば、精油と組み合わせてミストなどを作る場合、精油の香りから心や身体の緊張がゆるみ、そこにフラワーエッセンスが働きかけると、エネルギー的な面だけでなく、心身に影響し、人に対して速やかに働きかけます。またフラワーエッセンスを使ったことがない人にとっては、精油の香りやハーブティーの風味があったほうが、「実感」という身体感覚として受け止めることができるでしょう。

植物について

植物療法は植物を用いた代替療法ですが、この植物について、もう少し深く、そして広い観点から考えてきたいと思います。

まず、植物は移動できないという特徴があります。移動しなくても水分を吸収し、光を活用する光合成によって自らの栄養を作り出します。

光合成ができるため、移動する「必要がない」生物といってもよいかもしれません。虫や動物などの外敵に食べられるようなことがあっても、忌避物質を発したり、損なった箇所を自分で癒やしたりするなど、自らを守り、回復していく力を持っています。そして、育成環境が変化するようなときも、その変化に適応していくことも可能です。

一方、人間や動物は自分で栄養を作ることはできませんが、移動することで食物を得たり、自分に合った環境を探します。それと比較すると、植物には自らを癒やし、状況に合わせて生きる力が本質的に内在していると見なすことができるかもしれません。

花は、生物学的には種子植物の生殖器官であるとされています。次の世代を引き継いでいく種子を作るためのものであり、受粉によって多様な遺伝子を取り入れて種子を作ることができなければ、環境の変化に対応できず、種が絶滅する可能性が高くなります。

特に、一年草、二年草などの草本にとっては、何より重要なテーマでしょう。そのため受粉を媒介する昆虫、鳥、動物に対して、感覚に訴えかけるような美しい色彩やよい香り、また甘い密のような誘引物を活用して引き寄せるのです。

植物において花を咲かせるということは、ある意味、遺伝子の存続がかかった重要なプロジェクト、「生きる力の集大成」であるといえるのです。

私たち人間が花を愛で、美しさに感動したり、心が癒やされたりするのは、花が発しているエネルギーをいつの間にか受け止めているからともいえます。もちろん見た目や香りのような、実感として認識できる側面もありますが、それ以上に植物が持っているエネルギーそのものが、私たちの心に働きかけているからでしょう。

人（動物）と植物の相互関係

私たち人間は、その他の動物や植物、さらに昆虫や菌類などとともに、地球上に大きな生態系を形成しています。生態系とは、生物の食物連鎖を中心とした「生物構成要素」と、大気や水、土壌などの「環境構成要素」の2つに分類されます。この2つの要素は互いに「環境作用」と「環境形成作用」という形で関わり合っています。

環境作用（単に「作用」ともいう）は、環境的な要素が生物に与える影響です。たとえば、地形や土壌の環境によってそこに住む植物や動物が変わってくるのも、環境作用の影響です。環境形成作用は生物が環境に影響を与え、環境を作っていく働きです。植物が枯れたり、動物が死んだりして、細菌などによって分解されると、土の成分が変化することがあります。これは、生物による環境形成作用の影響と考えることができます。

またこうした相互作用にはすべてエネルギーが必要ですが、その源は太陽エネルギーです。すべての生物は、環境に影響を及ぼしています。そして、その関係を動かしているのは太陽エネルギー（光や熱）ということがいえるわけです。

生物の相互作用という点では、食物連鎖（食うか食われるか）の関係が基本になります。植物は葉や蜜だけでなく、花・茎・果実・根などのあらゆる部分が動物や鳥、昆虫などに食べられます。

しかし植物のほうも食べられているだけではありません。食べられつつも受粉を成功させたり、また昆虫や動物のフンや死骸を栄養として利用したりすることもあります。

動物のほうも植物を食べるだけではなく、巣作りに利用したり、身にまとったり、薬として利用したりするなど、多彩に活用しています。そして何より、動物が吐き出した二酸化炭素を植物が光合成に利用して栄養を作り出し、同時に生成した酸素を動物が利用していくということ。人間を含めた動物と植物は、相互的・相補的な関係を持っており、常に関わり続けていくものであるといえるでしょう。

そのような関係を念頭に置いたうえで「生きる力の集大成」である花について再考すると、花は人を含めた動物と植物との間でその存在を強く働きかけ、訴えかける力を持っているのです。それは、植物体における「表現の結晶」と考えることができるかもしれません。そして人間を含めた動物の心に、その結晶がダイレクトに働きかけるのでしょう。

「表現」という言葉を使いましたが、表現とは、植物そのものの色や形、成長の仕方などの要素を総合的にとらえていくことです。またこの要素が、薬効や本質に関連しているという発想は古代からありました。

16世紀にパラケルススは、これを特徴表示説（Doctrine of signature）としてまとめました。現在でもフラワーエッセンスの働きを研究する際に、その形や育成などもつぶさに観察され、重要な参考要素として取り入れられています。

フラワーエッセンスを飲むと起こること

フラワーエッセンスを飲むと、どのようなことが起こるのでしょうか？

よくいわれるのは、心の状態の変化です。ストレスなどにより、マイナスに傾いている状態が回復に向かいます。たとえば、チャクラ（生きるのに必要なエネルギーを取り込むポイント）の活動が乱れていたり、エネルギーフィールドであるオーラが混乱していたりする状態に効果があります。

本来その人が持つ調和のとれた状態に戻り、さらにそこからさまざまな問題が解決へと導かれていくのです。

言い換えると、その人の本質に基づいた調和のあり方を引き出すということです。フラワーエッセンスを飲むと、さまざまな心の変化が起こったり、気づきを得たりします。

しかしこれは、自分がそもそも持っていない部分では起こりません。生まれながらにして持っているもの、自分の意識や魂的な根源の中にあるよい面、美徳といえるような側面を引き出し、輝かせるための手助けをしてくれるととらえると、わかりやすいでしょう。

人がもともと持っている資質は多彩です。よい面もあれば、悪い面もあります。ただ、よい面も悪い面も全く別のものではなく、もともと同質のものであることも多いのです。たとえばせっかちな人の場合、そのせっかちさから失敗しがちだったり、まわりを傷つけたりということが起こります。しかしそのせっかちさは、言い換えると、物事をすぐに実行する力であり、そのことで物事を実現させる力になるともいえるのです。

また素早さという点で、うまいタイミングでチャンスをつかむことなどもあるはずです。このようにマイナスに見える面も、別の観点から見ていくと、プラス要素を含んでいます。これは同じ事柄を違った側面から観ているだけにすぎないのです。

そうしたことを前提に、エッセンスを飲むとどうなるかというと、せっかちな人がびっくりするほど落ち着くようなことは起こりません。しかし、性急さはゼロにならないまでも、少し待ったり、まわりの様子をうかがってから行動していくゆとりは生まれてくるでしょう。ほんの少し待つことができると、まわりの人や自分自身を傷つけるようなことも減り、気持ちの面でも負担のかからない過ごし方ができるようになっていくのです。

ただ、基盤となっている性質のあり方で、もともとの資質が魂や愛といった大きな要素を含んでいる場合、それが小さな変化なのか、劇的な変化なのかが変わってくることもあります。たとえば、愛から遠ざかっているように見えても、実際には大きな愛に守られていること、またそれを再確認することで、愛が常に自分とともにあることを実感でき、世界への見方も変わっていくことなどもあるのです。

変化が起こるまでの期間については、飲み始めてすぐにわかる場合もありますが、数日は何も変化がないと感じられる場合も多いようです。物事の受け止め方や感じ方、また心のあり方は、確かに変化していても、日々少しずつ変化していくため、気づくことが難しいということもあります。そしてしばらく経って自分を振り返った際、「そういえば……」と気づくことになるのです。

また何かびっくりするような出来事を引き寄せる場合もあります。不思議な偶然のように感じるかもしれませんが、自分のエネルギーに変化が起これば、まわりも目に見えないレベルで動かされ、ハッとするような現象を引き寄せるのです。

変化は、こうした出来事やアクシデントなどから気づくこともあるため、エッセンスを飲み始めてからしばらくは、自分の心の中で起こることや身のまわりで起こることをつぶさに観察してください。さらにそれによりどう思ったかなどを書き留めると、より変化を自覚できるはずです。

さらに飲んだエッセンスのテーマについて、自分から意識を向けて日々を過ごしていくのもよいでしょう。意識を向けている分、素早く気づきを得ることができるでしょう。

エッセンスを飲むことで起こる変化についてまとめてみると、

- **変化は自然な段階を経て進行していくが、その分、わかりにくい場合が多い**
- **飲み始めてしばらくたったあとに、過去の状態と比較してみると自覚しやすい**
- **自分の周辺で驚くような出来事として反応が出ることもある**
- **まわりで起こることや心の動きを観察していくとよい**
- **意識的に使ったエッセンスに関するテーマに目を向けていくとさらによい**

こうしたことを意識しながら、エッセンスを使っていくとよいでしょう。

フラワーエッセンスの作り方

フラワーエッセンスは、自然の中で育った植物のエネルギーを、水に転写させます。バッチフラワーレメディの場合の作り方は、太陽法と煮沸法の2種類があります。

太陽法とは、水に浮かべた植物をしばらくの間太陽の光に当てる方法で、次のように作られます。

①天気のよい日に行います。
②花に直接手を触れないように採取します。
③ガラスなどのボウルに水を張り、その中に植物を浮かべます。
④午前中の２〜４時間程度、太陽の光を当てます。
⑤終わったら、水に手を触れないよう木の枝や箸などで植物を取り除きます。

煮沸法は、花を枝ごと摘み取り、水を入れた鍋でしばらく煮る方法です。

①花を枝ごと採取します。

②ほうろうの鍋に水を張り、その中に植物を入れます。
③鍋を火にかけて30分程度煮立てます。
④終わったら、手で水を触らないよう木の枝や箸などで植物を取り除きます。

このようなやり方で花のエネルギーを転写した水に、同じ量のブランデーを加えたものを**マザーエッセンス母液**といいます。マザーエッセンスを10㎖のブランデーに対し、2滴加えたものを**ストックボトル**といいます。通常販売されているエッセンスは、このストックボトルです。

ストックボトルからトリートメントボトルを作ります。

①10〜20㎖程度のスポイト付きガラス瓶の⅓程度までブランデーを入れ、さらに⅔程度の水を入れます。
②その容器に、1種類につき2滴程度のエッセンスをストックボトルから入れます。
③エッセンスは7種類まで入れることができるので、必要に応じてブレンドできます。

同じブレンドを長期間にわたって使用したいときなどによいでしょう。

フラワーエッセンスの選び方と使い方

フラワーエッセンスを選ぶ際、心の状態にフォーカスし、それに関連したエッセンスを使用するのが一般的です。自分で選ぶほか、フラワーエッセンスプラクティショナーに相談し、心の状態を確認しながら選んでもらうこともできます。

また花の写真などを見て直観的に選んだり、ペンデュラムダウジングや、O-リングなどの筋反射を活用して選んでいく方法もあります。フラワーエッセンスカード（オラクルカードのようなもの）を利用して選ぶこともできます。

フラワーエッセンスを購入する場合は、フラワーエッセンス専門店の店舗やネットショップなどを利用して購入するとよいでしょう。日本におけるフラワーエッセンスのリーディングカンパニーである「ネイチャーワールド」では、数多くのフラワーエッセンスを取り扱っていますので、安心して購入することができます。

エッセンスのメーカーは、バッチの38種類のフラワーエッセンスを中心に販売しているところもあれば、それ以外のものとともに販売しているところもありますので、自分に合うと感じるメーカーや、好みのメーカーのものを使用するとよいでしょう。

フラワーエッセンスはストックボトル、またはトリートメントボトルのエッセンスを、水やお茶などに数滴たらしてそれを飲むか、エッセンスを直接口に落として飲みます。

エッセンスのメーカーによって飲む頻度や滴数は違いますが、1日4回（朝、昼、晩、寝る前）、1回につき3～4滴程度を目安に飲むとよいでしょう。感覚的な話かもしれませんが、1回に飲む滴数よりも、飲む頻度が重要です。緊急時やなぜか何度も飲みたいと思ったときは、気になったタイミングで飲んでもかまいません。

飲む期間として2～4週間を目安に飲み続けます。ただ、占星術的な観点で考えるときは、エッセンスやホロスコープ的に活動宮（50ページ）がカギとなる場合、2週間程度をめどに、不動宮（52ページ）、柔軟宮

ネイチャーワールド株式会社
HP: https://natureworld.co.jp/
〒 136-0076
東京都江東区南砂 2-1-12　東陽町スクウェアビル５F

（52ページ）の場合は、1か月以上使用したほうがよいようです。

不動宮は長期的な時間感覚に関連することもあり、ある程度長くとったほうがよいのです。柔軟宮の場合は、飲み始めてからほどなくしてよくなったように感じられても、あとで何度もその状態が出てくることが多くあります。こちらもある程度長めにとったほうがよいでしょう。

使用方法としては、水やその他の飲料に加えて飲むだけではなく、手のひらや頭頂部に滴下したり、クリームなどに混ぜて塗布したり、スプレー容器に入れて空気中に散布することもできます。最近は砂糖玉やクリームなどにすでに混ぜられたものやスプレーなどが製品としても販売されているので、そうしたものを購入することもおすすめです。

バッチ博士と花の治療薬

フラワーエッセンスは、イギリスの医師であったエドワード・バッチ博士（1886–1936）によって確立されました。バッチ博士は医師として働いていたときに大病を患い、その過程で心のあり方と病気の関係を実感していったといわれています。

その後、ホメオパシー（同種療法もしくは同毒療法）と出会うことによって、身体だけではなく、心や意識などを包括的に見ていく治療を意識していったようです。そして、人にとって害のない治療法として、植物のエネルギーを活用したフラワーレメディ、フラワーエッセンスの基礎を築いたのです。

バッチ博士は、病から癒やされるためには、肉体だけではなく、心と身体と精神のバランスや魂のあり方が重要であると考えました。そのうえで、人にとって害がなく、簡単に使えて、誰にもわかりやすいものを求め、フラワーレメディの研究を進めていったといわれています。

バッチ博士は「Heal Thyself（汝自身を癒やせ）」「The Twelves Healers and Other

Remedies（12ヒーラーズとその他のレメディ）」を著しましたが、その中で「自らを癒やす」という考えを説いてきました。癒やしについて外的環境や薬などではなく、それに大きく関わるのは、ほかでもない私たち自身であるということです。

私たちの中にある癒やしの力を発揮して病から回復すること、そしてフラワーレメディはそのための手助けとなるものであることを伝えていきました。心や感情面のバランスが崩れ、霊的な本質から離れてしまうことによって、その影響が病につながるとバッチ博士は考えました。そして、感情面や精神面において自分自身を癒やすことにより、回復へと導かれていくと確信したのでしょう。

12ヒーラーズと月の宮（月の星座）

バッチ博士は心の持ち方や感情傾向、人生へのスタンスや仕事や対人関係などについて個人差があり、いくつかのパターンがあることを感じ取りました。そこで、バッチ博士は当初、占星術によってパターンを分別し、月のある12の星座（サイン）と結びつけて考えたのです。

しかし1933年刊の「12ヒーラーズ」出版においては、占星術に対して慎重になっていました。初版のものからは月と12サインの記述を外した旨を書簡に残しています。これは占星術と心のあり方への理解のためには必要ではあったものの、一般的な原則を伝えることを重視し、多くの人にとってわかりやすく簡単なものであることを目指したためでした。

西洋占星術の中でも、月のサインは簡単に計算できるものではありません。ある程度占星術の知識や素養がないと傾向を調べるのは難しいため、多くの人に認知されるには、占星術は壁になっていたのでしょう。

もし、占星術をベースとして発表されていたら、占いという狭い世界のことを知っている人にしか使えない療法という点で、今のように世界中の多くの人が活用するような状況にはなっていなかった可能性もあります。だとすると、占星術的な記載を外したバッチ博士の判断は正しかったといえるでしょう。

バッチ博士はその後、7種類のエッセンスで構成されている7ヘルパーズを発表し、さらにセカンド19といわれる19本のエッセンスを順次発表していきました。**12ヒーラーズはその人がもともと持っている気質や性格に関連するエッセンス、7ヘルパーズは長期的な状況により慢性化した状態に対応するエッセンス、**さらに、**セカンド19はそのときどきに起こる変化に対して、対応していくためのエッセンス**です。

これは、気質的な部分とそれが慢性化した状態、さらに時期的な変化への対応という形で構成されています。これは、人の資質的な要素におけるバランス性や、さらに時期的な変化によって、バランスを崩してしまうようなときに使用することができるでしょう。

7ヘルパーズと7つの天体

バッチ博士が発表したフラワーエッセンスは、12ヒーラーズ、7ヘルパーズ、セカンド19という38本で構成されています。前述のとおり、そのうちの12ヒーラーズについて、バッチ博士は月の12宮（月の星座）と結びつけていました。

占星術における12・7・19という数について、12といえば12星座（サイン）、もしくは12ハウスとして考えることができます。そして7といえば、7天体がすぐに出てきます。現在の西洋占星術では10天体が用いられていますが、天王星が発見される以前の古典的な占星術では、月・水星・金星・太陽・火星・木星・土星という7つの天体が主に使われており、7というまとまりが古代思想の中でも特別なものとして残っています。

たとえば、曜日もそれぞれの天体に関連してつけられたものです。その他、7つの大罪や7色の虹、7つのチャクラなど、何かまとまりのあるセットとして、古い時代からさまざまなものの中に、「7」が見受けられます。

占星術における天体は、月から土星までの７つが個人のあり方や社会の認識などの現実的な要素を扱い、土星の外側にある３天体（天王星・海王星・冥王星）が現実の枠組みを超えたもの（霊的なものや人の生死）を扱っています。そうした意味では、現在の占星術でも７つの天体は個人を構成する重要な天体群といえるものです。

７ヘルパーズについてバッチ博士は７つの大罪、７つの美徳と結びつけましたが、バッチ氏の示したものは、キリスト教における７つの大罪とは少し違ったものでした。どちらかというと天体との結びつきを強く感じられるものです。

そうしたことを考慮すると、７ヘルパーズは７天体と紐づけられていると考えられるかもしれません。７ヘルパーズついて、それぞれの天体との結びつきはエッセンスの性質からも明らかなものですが、天体それぞれの状態の問題や、月に対してアスペクト（角度）を取ることによって、性格や性質面に加味されるものとして観ていくことができます。

セカンド19と時期的な変化における成長

セカンド19は19＝12＋7として分けられるため、ここでも12サイン・7天体というように分けることができます。セカンド19は、そのときどきに起こる変化に対応していくためのエッセンスです。

生まれた瞬間の星の配置が出生のホロスコープとなりますが、このホロスコープはそのときどきの星の配置（西洋占星術ではトランジットといいます）に影響されます。またそれにより本書で、「占星術的な時期的変化」としてお話ししている変化が起こります。

たとえば、出生ホロスコープにある、とある天体Aに対して別の天体Bが重なる場合、天体Aは天体Bの影響を受け、天体B的な働きをするよう促されます。この天体Bが動的な作用をもたらすものであれば、今まで以上に活発に動いていくことになります。また発展的なものをもたらすものであれば、それまでとは違う方面にまで手を広げていくような行動として出てきます。

どんな場合でも、時期的な変化として起こったものは、よかれ悪しかれそれまでとは違う働きや動き方を求められます。それまでの働きとは違う動きになるため、変化に対応できずに不安を感じたり、やりすぎてしまったり……といったことが起こりがちです。

一過性の影響の場合もあれば、長い時間、影響にさらされる場合もあります。すると天体の性質が変わり、それがよりよいあり方へと成長することが多くあります。ただ、成長はスムーズに進むわけではなく、トラブルが起こったり、困難が立ちはだかったりすることもあるでしょう。そのトラブルや困難を乗り越える中で、持っている資質が磨かれていくのです。結果的に感情面や精神面、また人の本質のような部分においても、成長を促されることになります。

出生のホロスコープは、一見、示すものすべてがその人の性質として埋め込まれているように思われがちです。そこに示されている本人の性質は、変わらないように見られます。しかし若いうちは、社会的、精神的に未熟なため、占星術的に埋め込まれた要素や特性を生かせず、あまりうまく発揮もされません。このような状態に対して、そのときどきの星の配置が影響して、本来持っている性質を鍛え、発揮していくよう導くのです。

このとき成長を促すために、本人が自身の未熟さや不足を自覚する必要があります。そのため目に見える事象として、トラブルや困難の形で現れることになるのです。トラブルや困難に見舞われると、今までとの違いに混乱し、エネルギーを消費、消耗しがちです。セカンド19はこのような変化の影響におけるエネルギーの消耗に対して、気力を養い、天体やサインの性質をより適切に発揮させるようサポートしてくれます。そして持っている資質を磨き、よりよい形で使っていくことで、その人の内面に変化が訪れ、精神的あるいは霊的な成長へと歩みを進めていくことになるのです。

セカンド19におけるサインや天体への対応は、バッチ博士によって明らかにはされていません。しかし、私自身が長年、占星術とフラワーエッセンスを用いたセッションをしていく中で得た知見や、研究してきた中で明らかになったことを、本書でご紹介します。

第2章

西洋占星術を読み解く

西洋占星術の構成

西洋占星術は、古代メソポタミアを源流にヨーロッパを中心に発達してきた占いの技法です。星を観測して、その配置からそのときの状況をとらえたり、未来の動きを予測したりしますが、その多くは経験の蓄積により構成されるものであるともいわれています。

古い時代（古代から中世にかけて）では、気象や農耕、病気の判断や治療、そして人々の運命の流れや吉凶を見ていくものとして利用されていました。しかし20世紀初頭の占星術師であったアラン・レオによって、転換がもたらされました。

アラン・レオは、ブラヴァツキー夫人の提唱した神智学（※）の影響を受け、占星術においても魂の成長を目指すためのものとして活用したのです。西洋占星術で扱う天体やサイン（星座）についても、精神的・心理的な観点や霊的な要素が取り入れられていきました。

その一方で、現在「星占い」として雑誌などで展開されているような、一般の人たちにもわかりやすい形で西洋占星術を活用していきました。これらをともに行ったということ

※神智学とは、瞑想や直感、啓示などによって、神の存在を意識した高度な知識、理解を得ようとするもの。

は、普通の人が普通に生きていくことと、内面を充実させ、精神性や霊的な側面を高めていくということが地続きであると考えていたのかもしれません。

さて西洋占星術では、ホロスコープ（星図、チャートともいわれる）という図を用いて、星の配置を見ていきます。

ホロスコープの主な構成要素は、次のとおりです。

（１）天体
（２）サイン
（３）ハウス
（４）アスペクト

天体は個々のテーマを持っています。サインとは星座を示し、どの星座に天体があるかによって、どのような性質を持っているかを見ていきます。さらに天体がどのハウスにあるかによって、具体的にどんな活動をしていくかを見ます。

また天体同士が特定の角度（アスペクト）となるような配置を取ることによって、相互的に影響を与え合うため、その影響も読み取っていきます。以下、詳しくお伝えします。

（1）天体

月、水星、金星、太陽、火星、木星、土星、天王星、海王星、冥王星という10個の天体から構成されています。天体は、人の中にあるさまざまな機能を書く天体の働きに反映させたものです。

たとえば感情面や私生活のあり方については月が関連し、人生の目的や公的なアイデンティティーについては太陽が関連します。また私的な活動や、作業したり、何かを処理したり、といった対応力は水星が、楽しみや恋愛については金星が、行動力や勝ち方についてては火星が……といったように、その人の中の特定のテーマを、それぞれの天体が担っているともいえるでしょう。

月から土星までの7つの天体は、古い時代から認識されていましたが、近代の科学技術の発達による観測技術や計算技術の向上により見つかった3つの天体（天王星、海王星、冥王星）を加えて、現在では10個の天体が使用されています。

それぞれの天体の意味やフラワーエッセンスとの関係については、「10の天体とフラワーエッセンス（142ページ）」をご覧ください。

(2) サイン

サインは実際の空の星座とは少し違うものです。太陽の通り道である黄道を12のエリアに均等に分け、そのエリアによって天体の位置やハウスの配置を見ていきます。ある意味、天空につけられた番地の役割を果たしているものといってもよいでしょう。またそのために、西洋占星術では「星座」ではなく「サイン(記号、標示の意)」といいます。

天体がどこのエリア(どのサイン)にあるかによって影響を受け、そのサインならではの天体の動き方を発揮していきます。つまりどのサインに入るかによって、天体に関連するテーマへの発揮の仕方が変わってくるということです。

たとえば牡羊座のエリアに月がある場合は、積極性や行動的な性格として表れ、乙女座のエリアに月がある場合は、細やかで実直に物事を進める傾向が性格として表れます。

それぞれのサインの構成や意味、またフラワーエッセンスとの関係については、第3章の「12星座とフラワーエッセンス」をご覧ください。

(3) ハウス

ハウスは生まれた瞬間、生まれた場所で、東の地平線を基準にして12にエリア分けされたものです。それぞれのハウスにはお金や家庭、対人関係、社会的活動のあり方など、具体的な場や特定のテーマが関連づけられます。そのテーマに関した状況がどのようなものであるかを示しています。

それぞれの天体がどのハウスに入っているかによって、天体はそのハウスのテーマに沿った活動をします。たとえば、知性や工夫する能力に関する水星が対人関係をテーマにする7ハウスに入っていれば、積極的に他者とコミュニケーションを取ったり、他者からの情報収集を行ったりする傾向が表れます。他者の内面や相手の欲求に関わる8ハウスに水星がある場合、直接的なやり取りというよりも、相手のニーズを読んだり、気持ちを探るような使われ方をするでしょう。

このように、天体は入っているハウスによって、具体的な行動や状況に則した発揮の仕方を示します。具体的な行動はその人の無意識の部分で決定されることもあり、フラワーエッセンスをハウスに対応して使うことは意義あることといえるのです。

それぞれのハウスの構成や意味、またフラワーエッセンスとの関係については、「ハウスは現実を示す（189ページ）」をご覧ください。

（4）アスペクト

アスペクトは天体同士が特定の角度に配置されることです。アスペクトを取ることにより、影響を与え合う関係を持ちます。関わり合う天体の要素が影響を与え合い、特定の天体に対してもう一方の天体の要素が加味される形で発揮されます。

角度の種類によって、穏やかな関係や難しい関係などがありますが、穏やかな関係の場合はそうした要素がスムーズに加味されます。厳しい場合はその要素を取り入れることに難しさを感じたり、適切に発揮するのに時間がかかることが多いでしょう。

スムーズなものでも、難しいものでも、天体同士の関係はそれなりに心に影響を与えるものです。そうした部分に関してもフラワーエッセンスを対応させることで、より円滑に発揮できるようになります。

アスペクトに関するフラワーエッセンスの活用に関しては、天体と同様、第４章のアスペクトの項（１３３ページ）を参考にしてください。

※天体の時期的な影響について

西洋占星術では、**生まれた瞬間の図を出生のホロスコープ、ネイタルホロスコープ、出**

生図などといい、本人の生年月日・生まれた時間・生まれた場所（出生データ）によって算出します。その一方で、今この瞬間にも星は移動していることもあり、そのときどきの星の配置を「**トランジット**」といって、時期的な影響を示すものとして扱っていきます。

この「トランジット」の天体は、出生のホロスコープの天体に重なったり、特定のアスペクトを取るような配置を進行したりしているときに、出生のホロスコープの天体に影響を与えるものとなります。トランジットの天体の影響は、その天体が持つ特性が、出生のホロスコープの天体に与えられるため、天体ごとに変わってきます。

どのような形で影響するかについては、「天体とフラワーエッセンス」のそれぞれの天体の項目を参照してください。

ホロスコープの出し方

ホロスコープを出すには、ネットのホロスコープサイトを利用したり、ホロスコープアプリなどを利用することをおすすめします。

ホロスコープを出すためには、出生データ（生年月日、生まれた時間、生まれた場所）が必要となりますので、調べておきましょう（生まれた時間、生まれた場所については母子手帳を確認する）。

ここでは無料でホロスコープを出力できるサイトをご紹介します。各サイトのホロスコープ計算ページで出生データを入力してください。

〈ホロスコープサイト〉

＊Astrodienist（アストロディーンスト）

https://www.astro.com/horoscopes/ja

トップページの「出生図、上昇点」のページか、「出生データによるいろんなチャート」からホロスコープ計算ページに移動できます。

＊Astro-Seek（アストロシーク）
https://www.astro-seek.com/
上部の「Free Horoscopes」をクリックし、ドロップダウンメニューの「Birth Natal Chart Online Calculator」からホロスコープ計算ページに移動できます。

星座のグループ分け

12サインはそれぞれに傾向を持ち、またそこに入る天体に影響を与え、天体の活動にサインなりの雰囲気づけやムード傾向を付加しています。こうした傾向はバラバラではなく、共通する特徴を持つグループで分けることができます。この分類を理解できると、性格傾向や行動傾向において理解しやすくなるため、まずはここから説明していきます。

（1）2分割（2区分）

男性サイン、女性サインといわれる2つのサイン傾向があります。1番目の牡羊座は男性サイン、次の牡牛座は女性サイン、さらに次の双子座は男性サイン……と男・女・男・女、と進んでいきます。これらは意思の方向性を示していて、4元素のときに改めて示すHot、Cold、Dry、Moistという4原質のうちのHot（外向）とCold（内向）に関連しています。

簡単にいうと、男性サインは外側へ自己表現したり、他者と関わったりします。女性サインは、自分の身体感覚や実感、また他者の気持ちという表面には見えてこないものを意識します。

●男性サイン　外向　意思は外へ向く　積極的な主張
牡羊座、双子座、獅子座、天秤座、射手座、水瓶座

●女性サイン　内向　意思は内側へ向く
牡牛座、蟹座、乙女座、蠍座、山羊座、魚座

(2) 3区分（動き方）

3区分は動き方・活動の仕方に関連してくる要素です。こうした要素の根本には時間感覚があり、その時間感覚が行動を決定しています。

●活動宮（Cardinal）：　牡羊座、蟹座、天秤座、山羊座
「今ここ」、今現在という時間認識を持っているサイングループです。先々や過去のことよ

りも「今」を強く意識しますから、行動も今すぐ、決断も今すぐです。

思いついたことを今ここですぐに行動に移すため、休むことのない活動性を持つといわれています。さらに目的志向な傾向があり、何か目的や目標を持つと、それが達成されるよう全力で結果を出そうと突っ走ります。今すぐ結果を出したがる性質は、性急さや焦りなどに関連しやすいかもしれません（さらに何の4元素に関連するかによって、進展のさせ方に違いが出ます）。

特定の対象に対して自分ら働きかける力も強く、実行力も高いのですが、先々に対する認識が弱いため、維持力は弱いサイングループです。

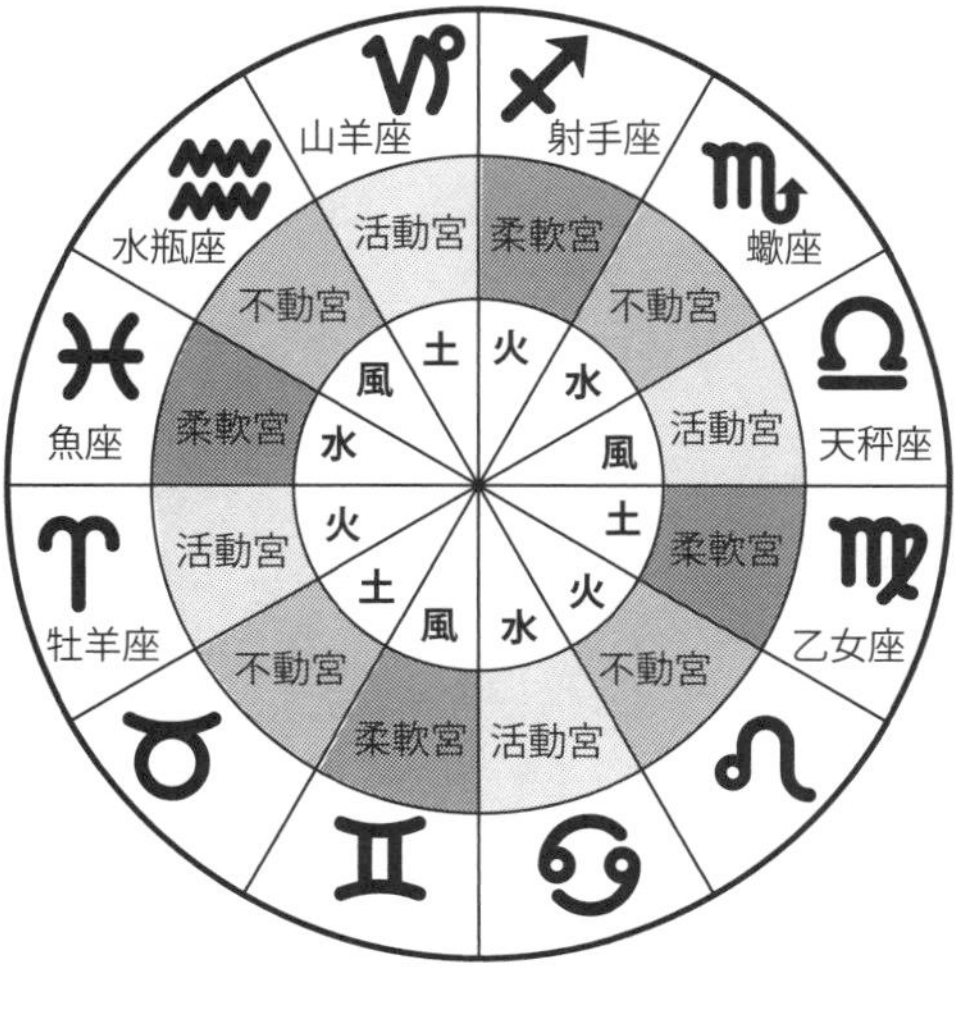

●不動宮（固定宮）（Fixed）：牡牛座、獅子座、蠍座、水瓶座

活動宮が「今」という一点に集約しているのならば、不動宮の時間感覚は「遠い過去から未来まで」という非常に長いものといえます。どんなことも長い目戦で見ていくという姿勢がありますから、物事を維持したり、保持したりは得意でしょう。

常に変わらない姿勢や価値観を持つということは、対外的に見ると安定感があり、さらにそうした活動の積み重ねが実績、成果、形あるものを残すことにつながります。長い視点で物事を見ると同時に、そこから生まれてくる行動傾向としても、何かを地道にやり続けるということになります。

しかし続けることや維持することが得意な反面、方向転換が苦手かもしれません。不用意な出来事やトラブルなどで、自分のやろうと思っている予定がうまく進まなかったり、頓挫したりということになると、大きな心的圧迫感を感じやすいグループです。

●柔軟宮（Mutable）：双子座、乙女座、射手座、魚座

活動宮、不動宮と続いて、3番目のサインは柔軟宮です。数秘術的な性質を考慮すると、3番目は最初の1番目と2番目をうまく混ぜ合わせて両立させることにも関連しています。この柔軟宮も不動宮的に何かを維持しつつ、活動宮的に何かを始める…ということをして

いきます。

一見難しいようですが、柔軟宮では「すきま時間」を使って、これらを両立させていきます。一つのことを続けていても、ほんのすきまに空き時間があります。この空き時間を利用して新しいことを始めていくのです。

特にこの柔軟宮は不動宮の次ということもあり、不動宮的な一つのことをずっとやり続けるということに対して、それがダメになったときの危険性を熟知しているため、複数のバリエーションを持つようにしているサインといえます。そのため、すきま時間を利用して、複数のことを同時にこなす…マルチタスク的な働き方のできるサインにもなっているのです。

しかし複数のことを同時にこなし、多くのバリエーションやテーマを抱え込むと、混乱しやすかったり、優先順位がわからなくなったりしてしまいがちという面もあります。何かを決断すると、それ以外の可能性をすべて捨ててしまうという考え方をすることも多いようです。

さて、次にくるサインの三区分傾向は手前の三区分傾向の問題を解消するという要素が成り立つため、柔軟宮の次のサインである活動宮のあり方が、この混乱を鎮めるカギになります。つまり「今、ここ」で最も必要なものは何か?と意識することで、優先順位が決定され、混乱が落ち着くわけです。

（3）4元素

4つの元素（火、土、風、水）に関して、4原質という古代ギリシャで認識されていた物事の分類方法が非常に役立ちます。4原質といっても、熱いか冷たいか、乾いているか湿っているかという2つのバロメーターを用いて、物事の性質を見るやり方ですから、厳密には4つバラバラなものではありません。

Hot・Cold は熱いか冷たいか(温度)ということ。Hot・Cold は2区分に関連した要素です。先にお話ししましたが、Hot は意識の方向性として外側を向いている様相、Cold は意識の方向性として内側を向いている様相です。

Dry・Moist は乾いているか湿っているか（湿度）の要素です。たとえば、手が湿っていて、乾いた砂の中にそれを入れると、手に砂粒がくっついてきます。逆に手が乾いていれば、乾いた砂粒はくっつくことはなく、さらさらと落ちていきます。つまり湿度については、離れるか（Dry）、くっつくか（Moist）ということ。

何と離れるかくっつくかについて、特に「人」にまつわる要素が大きいでしょう。つまり Dry は人から分離する意味で「個人性」を表し、Moist は人にくっつくという意味で「他者への接続性」に関連しています。

上記を考慮したうえで、それぞれの元素（火・土・風・水）について、原質とそこから引き出される性質を示していきます。

また4つの元素はそれぞれ「何に着目しているか」「何を強く意識しているか」を表すものです。ホロスコープの中の天体についてどの元素にあるものが一番多いかによって、ざっくりとその人が意識しやすい事柄が表れてくるでしょう。

●火　Hot&Dry　外向性・個人性　→自分の発するもの（熱意）

火のサインは個人のあり方を外に押し出していくサインです。そのときその瞬間のその人の熱意がそのまま表れてくるため、熱い印象を与えられることも多いかもしれません。また個人の意識をそのまま表に出すということは、その人自身の生き方や信条を含めた精神性にまつわる要素も含まれていますから、精神性の高い事柄に関わることも多いでしょう。

キーワード：精神性　誇り高い　テンション上がりやすい　興奮　熱意　インスピレーション　アイデア　わがまま　勢い

●土　Cold&Dry　内向性・個人性　→自分の内側（身体・能力・技能）

土のサインは個人のあり方において、自分の内側に意識を向ける要素です。外ではなく内に目を向けてみると、そこに自分の肉体がある、ということです。自分の肉体という物質性から物事を測っていくあり方で、肉体が感覚的に感じる要素、実体のあるものに意識を向けるため、現実的で実際的なものの見方をしていきます。また何か活動するときも具体的に物事を進めていきます。

キーワード：実際的　身体感覚的　物質的　現実的　目に見えるもの　形に残るもの

●風　Hot&Moist　外向性・他者性　↓他者との関係

外に意識を向けていますが、火のサインと違って、個人ではなく外界に意識を向けるあり方です。外界には自分以外の他者がいますから、他者との関係について強く意識するサインといえます。他の人が何をしているか、外界では何が起こっているかをよく見ていて、それを言葉にまとめて情報化していきます。

また他者とコミュニケーションを取ることの重要さを熟知し、多くの人と関わりを持とうとします。情報をまとめる能力に長《た》け、知性的とされることも多いでしょう。ただし、外向的なあり方は表面的なことが中心なため、心情を察するということまではしません。

キーワード：知性　非個人的で客観的な情報　コミュニケーション

●水　Cold&Moist　内向性・他者性　→他者の内面

風のサインと同じく他者が外界に意識の向いたサインですが、その内側にあるものに意識を向けていくサインといえます。他者の内面、つまり人の気持ちに対して共感という形で察知していくため、敏感・繊細といわれることも多いようです。

またこのグループでは「感情的」という言葉がよく用いられますが、本人の感情というよりも、他者の感情に対して敏感に察知する能力が高いことを示します。水のサインを多く持つ人が感情的になる場合は、たいてい自分の事柄によるものではなく、他者がつらい目に合っているときや、他者の感情に揺り動かされることによって起こることがほとんどでしょう。

キーワード：情緒的　感情　人と人の気持ちの交流を重視　思いやり

(4) サインの配置（前半・後半）

サインがどのように並んでいるかという順番の中にも、そのサインの特性として出てくるものがあります。

たとえば、12のサインを前半（牡羊座～乙女座）と、後半（天秤座～魚座）とに分けたとき、前半は個人を意識するサイン、後半は他者と関わるサインとして見ていくことができます。また12のサインを3つのエリアに分けた場合、牡羊座〜蟹座までの第1グループは「私」を中心に活動し、獅子座〜蠍座までの第2グループは「あなた」を意識して活動し、そして射手座〜魚座までの第3グループは「みんな」を意識しながら活動します。

12サインは一つサインを進むごとに一つ成長していくような、成長の流れともいえるものです。一つ成長するごとに一段階段を上がるのです。そうすると、その分見えてくる視野が広がります。サインが進むごとに扱う範囲や関わる範囲が広くなっていくととらえると、配置における違いや傾向などもわかりやすいでしょう。

(5) サインの支配星

サインの支配星は**ルーラー**という呼ばれ方もします。サインが特定のテーマにまつわる場だとすると、ルーラーはその場の家主のようなものです。サインと特定の天体は結びついているという考えから、影響力のやり取りがあるとされています。またサインのムードに関して、支配星の持つ雰囲気の影響も少なからず出るため、サイン理解においては支配星も重要なポイントとなります。

●前半・後半

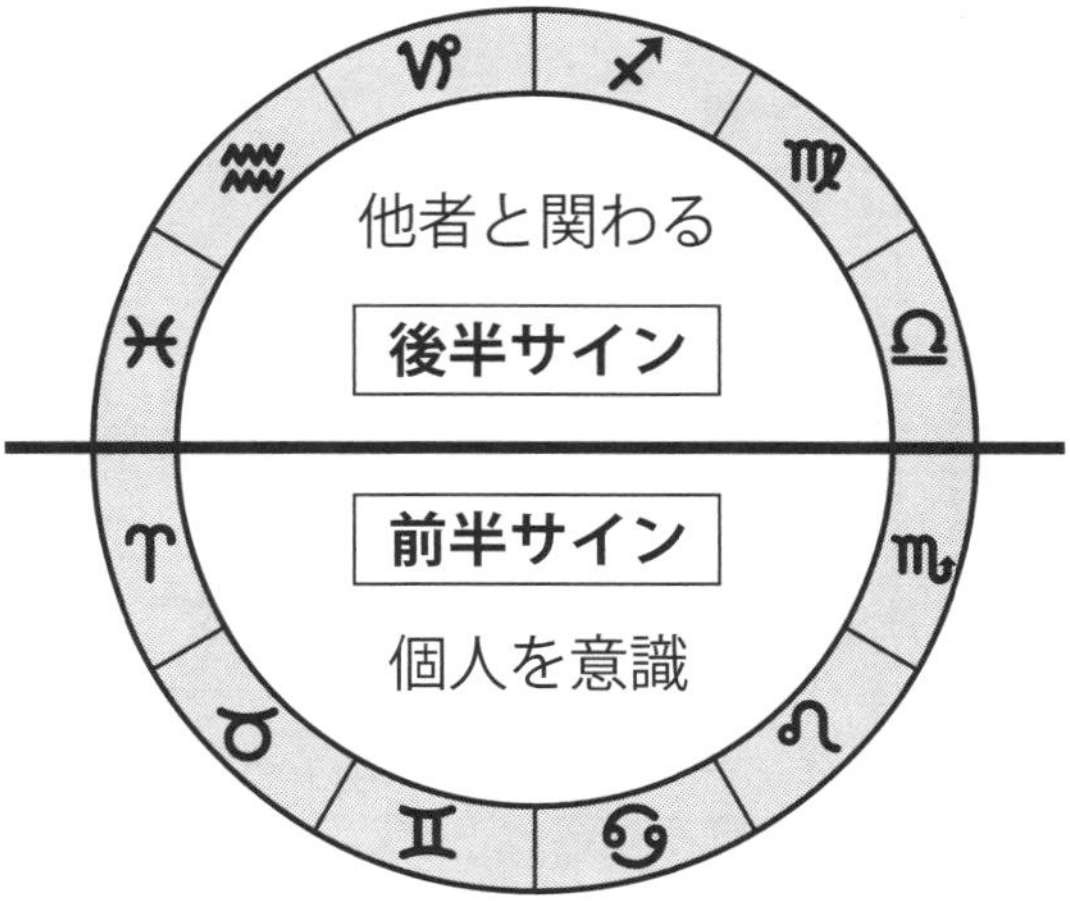

●３エリア（グループ）

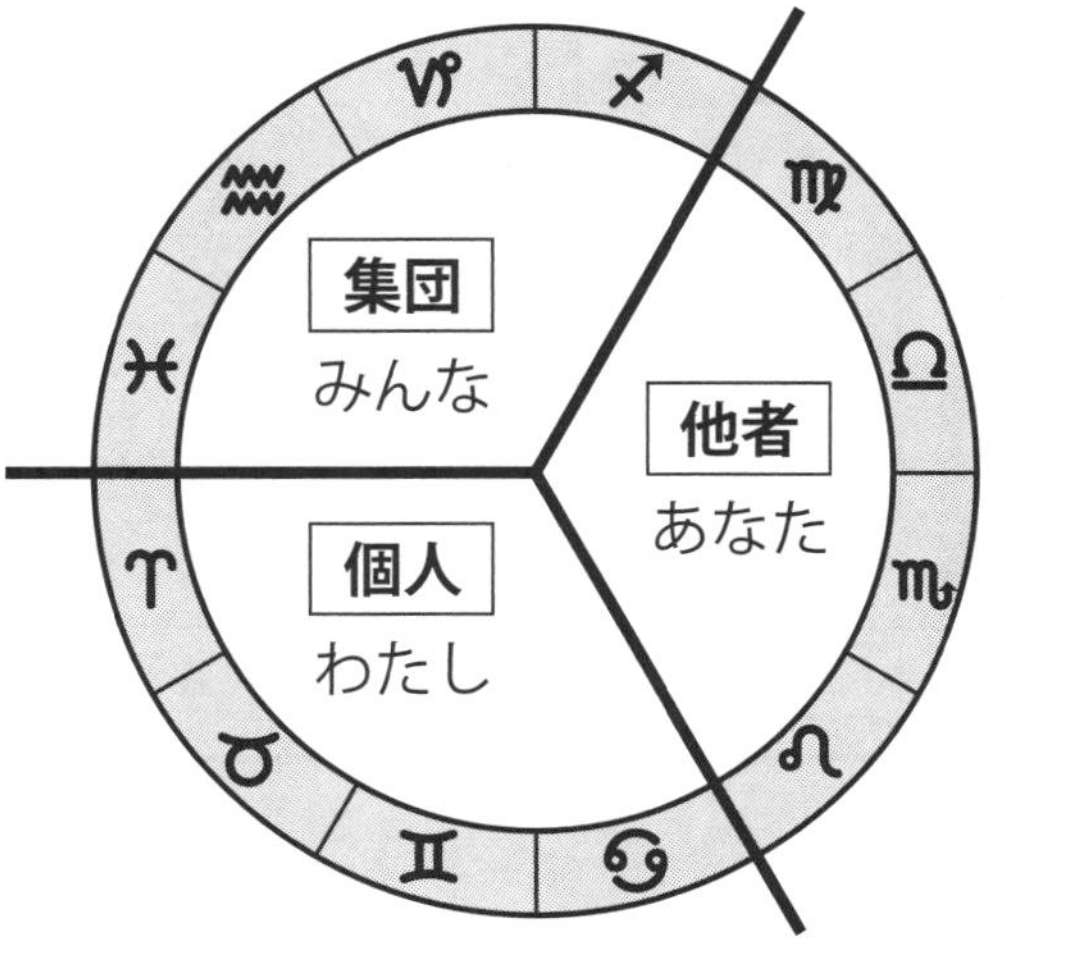

●星座のグループ分け一覧

サイン		支配星	三区分	元素	傾向
牡羊座	♈	火星	活動宮	火	魂のままに動く　衝動的 乱暴　直観力で動く
牡牛座	♉	金星	不動宮	土	身体に同化する　五感を使う ゆっくり　マイペース
双子座	♊	水星	柔軟宮	風	フットワークよい、じっとしていない、 情報通、広く浅く、会話力高い
蟹座	♋	月	活動宮	水	やさしい、仲間思い、 共感力高い、まわりに合わせる
獅子座	♌	太陽	不動宮	火	盛り上がり求める、ドラマティック、 高い自負心、華やかさ
乙女座	♍	水星	柔軟宮	土	細やか、丁寧、実務能力・分析力高い、 清潔感ある　きちんとしている
天秤座	♎	金星	活動宮	風	人当たりよい、人の言うこと受け止める、 バランス感覚高い　センスあり
蠍座	♏	冥王星・ 火星	不動宮	水	何かに深く入り込む　地道、忍耐強い、 信頼度高い、裏切り許さない
射手座	♐	木星	柔軟宮	火	おおらか、自由を求める、 人と切磋琢磨する、向上心高い
山羊座	♑	土星	活動宮	土	真面目、大人びた、枠組・システムで考える、 ルールまもる、社会性あり
水瓶座	♒	天王星・ 土星	不動宮	風	個人性重視、クール、友達多い、 上下なし、未来志向、理想主義
魚座	♓	海王星・ 木星	柔軟宮	水	心優しい、柔軟、強い共感力、 目に見えない事柄に関連、

第3章

12星座とフラワーエッセンス

12サイン（星座）の傾向と、関連したフラワーエッセンスについて解説します。サインの傾向については、サインの置かれた順番や3区分、エレメント、支配星などの特性が織り込まれているため、そうした部分もサイン理解のうえで参考になります。

またサインに関連するフラワーエッセンスは、2つ記載しています。一つは「12ヒーラーズ」のグループから、もう一つは「セカンド19」のグループから、サインの特性と絡めて解説しています。

解説では、「○○座は」という書き方をしていますが、これは「○○座に太陽や月、アセンダントなど重要な天体や感受点を持つ人」を想定したものであり、雑誌などの星占いで用いられる「○○座生まれの人」とは違うものです。

2つ目のエッセンスは「セカンド19」に関連するエッセンスです。このグループは、魂の成長を促すエッセンス群とされています。こうした魂の成長は、時期的な変化を乗り越える中で進行していくため、魂の成長に「時期的な変化」というテーマが関わります。そのため、解説の中に「時期的な変化」という言葉が出てきますが、これは「占星術において時期的にやって来る天体（トランジット）の影響を受けて変化が起こること」を省略したものです。時期的な天体の影響とそれにまつわる変化として認識していただけるとよいかと思います。

牡羊座

男性サイン
活動宮
火のサイン
支配星：火星

牡羊座は新しい事象や新しいスタートに関わり、また無垢の魂のような純粋さとエネルギーを持ったサインといわれています。

12サインの1番目のサインである牡羊座は、生まれたばかりの魂や赤ちゃんのような存在であり、外界よりも「私」を中心に物事を意識し、行動します。その分、人への配慮が足りなくなりがちで、自分の欲求や意欲をストレートに出していく存在です。赤子のようにサインとしての経験もない状態ですので、ひとまず行動して物事を確認していくのです。

こうした傾向は、牡羊座の要素の中でも活動宮（今すぐ行動）、火のサイン（個人性の押し出し）、ルーラーの火星（行動力）という部分として反映されています。何をしていいかわからないけれど、ひとまず動く……というあり方は牡羊座にとっての強みですが、欠点にもなりえます。

とりあえず勢いで動いてみることは、結果的に失敗に終わることも多いかもしれません。しかし行動し、失敗することによって、牡羊座は世界を体感していくことになるのです。ただ失敗のしやすさから落ち込みがちな傾向も少なからずありますし、また物事はそれほどうまくいくわけではないという認識を持つ場合も多いでしょう。しかし、活動宮的に「今ここ」に意識を向け、あまり失敗にこだわらず、次へのステップに進んでいくため、カラッとした明るさと元気さがよい意味で備わっているサインといえます。そして、その瞬間の意欲を燃やしつつ、新しいことに挑戦していく力は12サイン随一。目の前のことに意識を向け、行動していく純粋さとシンプルさが牡羊座の特長ともいえるでしょう。

牡羊座が、エネルギーのバランスが悪く、気力が低下しているとき、物事を強く推し進めすぎる傾向が悪い形で表出してきます。火のサインはどれも元気がなかったり、気力低下などが起こっていたりすると、自分を鼓舞したり、無理やりテンションを上げたり、あえて元気に行動しようとする傾向があります。元気がないときはテンションが下がるので、テンションを上げることで気力を高めていくやり方ともいえるでしょう。

この傾向は牡羊座も同様で、ひとまずやってみよう、行動で確認してみようというあり方が強く出ます。しかし、気力が低下しているため、まわりがよく見えなかったり、段取りを間違えたりしてたいていうまくいかないことが多いのです。自分が何か打ち出したことによって、ただちに世界が、あるいは外界が動くことを認識します。それによって自分の力を確認するサインともいえますから、思ったとおりに外界が動かないとそのエネルギーが逆流するような形で発現してきます。

牡羊座の行動力や機動力の要は火星という天体です。このエネルギーが動的な要素としてうまく活用できず、逆流すると火星の別の一面である「怒り」「いらつき」が表出するということになるわけです。

牡羊座のフラワーエッセンス
インパチェンス（12ヒーラーズ）

インパチェンスはイライラやまわりが思いどおりに動かない、周囲のゆっくりとしたペースにいらつくなどといった状態のときによいとされるエッセンスです。それは牡羊座にまつわる、活動宮的な今すぐ結果を求めるあり方がベースとなります。

火のサインの個人中心の認識力、また火星に関わる動的エネルギーの処理の問題に対して、すばやくエネルギーを整えてくれます。そして今すぐ結果がほしいという焦りやイラつきを、適切な行動へと方向転換し、ガス抜きをしてくれるでしょう。

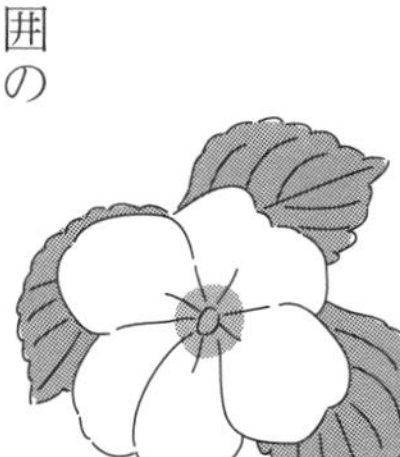

ただ、インパチェンスを飲むと他者に対する寛容性が生まれるかどうかについては、どちらかというとあまり期待できないでしょう。牡羊座が絡む形でインパチェンスが必要となった場合、最終的に牡羊座のよい面が発揮されるという形で落ち着いていきます。生まれたばかりの魂のように、他者性を意識しない牡羊座なら、他者に対して寛容的になるというよりも、他人の行動にイライラしなくなる、気にならなくなる、多少なら待つことができる……という程度であるといったほうが近いかもしれません。しかしそうした小さな変化は、焦りからくる失敗やまわりの人たちへのいら立ちを減らすことから、状況への認識やまわりの人たちへの態度が変わっていき、物事がよいほうへと進んでいるような実感をもたらしてくれます。ほんの少し変わるだけでも、それは牡羊座にとって大きな安寧につながります。

インパチェンスは、ほかの火のサイン（獅子座・射手座）についても、いらいらするようなときに活用することができます。火のエネルギーは強いものですが、自己中心的になり、自分の思いどおりに物事が進まないということを、火のサインは全般的に体験しやすい傾向があるからです。

活動宮（牡羊座・蟹座・天秤座・山羊座）に関連した、せっかちさや焦りなどにも使用することができます。ホロスコープの活動宮に天体が多い場合には、特によいでしょう。

牡羊座のフラワーエッセンス
ホーンビーム（セカンド19）

ホーンビームは、精神的な疲労を感じたり、やる気が出ないときに用いるとよいエッセンスです。休日を楽しく過ごしたあと、月曜日に会社などに行きたくなくなるような「月曜病」にも使われることが多いようです。特に「やらなくてはいけない」と、消極的な活動に関して、こうした状況が起こります。これは、自分の中の火の要素や火星的な要素を使うことができないことも原因と考えられます。

また頭脳労働ばかりで身体を使って動く機会がないほど、そうした傾向が出てきてしまいます。なぜなら、行動性にまつわる火星や、意欲に関連する火のサインの働きが不完全燃焼状態であるからです。身体を動かしたり、何か新しい事柄にチャレンジすることでたちどころに払拭されることも多いでしょう。

牡羊座は新鮮な体験や新たな挑戦に意欲を燃やすサインといわれますが、いつもワクワクするような新しい世界が用意されるわけではありません。時には地道な作業や忍耐を求められることもあります。そうした意味で日常の多くのシーンは、牡羊座にとって感動の薄い、平坦な時間が続くようなものといえそうです。そしてそのような状況に、気持ちもどんどん落ち込んでいき、やる気も出ないような状態になるのです。

このようなときにホーンビームを使用することで、ルーチン的な活動の中にも新しい何かがあることを発見でき、新鮮な意欲を回復することができます。また占星術における時期的な変化への対応として、牡羊座の天体に対して別の天体が影響を及ぼす際、今の自分の力量では対応できないという感覚も同時に起こります。

牡羊座に関連深い天体である火星が意欲を燃やす場合もあります。しかし、力量的に対応できず、力不足であると感じると、一気に気力がそがれていくことも多いのです。

気力低下は火のサインにとって大きな問題で、力負けしている感覚からさらに疲労感も増大させてしまいます。ホーンビームはこうした状況に置かれたときに、ひとまず気力を回復させてくれます。そして物事に対応できる力があることを再確認させ、状況を乗り越える胆力を備えさせてくれるでしょう。

またその他の活動宮（蟹座、天秤座、山羊座）に太陽や月、アセンダントなど主要な天体や感受点を持っている方に使用することもできます。

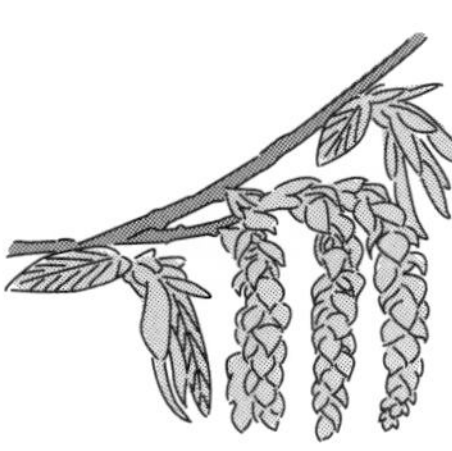

牡牛座

女性サイン
不動宮
土のサイン
支配星：金星

牡牛座は五感に優れています。それを活用して美的なものを楽しんでいく、マイペースなサインといわれています。

牡羊座の次のサインに当たる牡牛座は、土のエレメントというCold（内向性）＆Dry（個人性）の性質、つまり自己の内側へ意識を向けるサインです。土のエレメントとしての肉体的、身体的、物質的要素が特に強いサインといえるかもしれません。牡羊座からの流れからすると、魂としての私（牡羊座）から、肉体を持つ存在としての私（牡牛座）へ転換し、霊的な存在から肉体的な存在へと認識を変えることになるのでしょう。

不動宮という、動かない、こだわり続けるという性質を加味すると、自分の知ったこと、体験したことに対して、徹底的にこだわり尽くします。ただし、少しずつ時間をかけて自分の身の内に入れていくのです。たとえば技能や知識などは、何度も何度も繰り返しながら少しずつ取り込みます。一度取り込むと、身体にしっかりと刷り込まれるため、簡単に忘れたりすることはありません。それが牡牛座の強みといえるでしょう。

牡牛座がマイペースといわれるゆえんは、この身体感覚で確認し、自分の身体のあり方にのっとって物事を進める傾向があるからです。自分を無理強いしない傾向や、Dryサインという他者や外界をあまり気にしない傾向からくるものでもあります。自分のやり方優位のサインではありますが、五感を駆使して実感したことや、それまで積み重ねた経験に基づいて物事を判断していくので、手堅く物事を進めていく傾向があります。

またルーラーの金星は楽しみやバランス感覚にも関連している天体です。楽しいことや美的センスのすぐれたもの、おいしいものに対する意欲は強く、自分にとって（自分の身体や自分の感覚にとって）なじみがあり、また美しく楽しいものを積極的に取り込んでいくサインでもあるといえます。

牡牛座はエネルギーのバランスが悪く、気力が低下しているとき、落ち込みや不信感といったような感情が心に現れてくる傾向があります。特に何かうまくいかなかったり、予定どおりに進まないということにストレスを感じ、気落ちしてしまいがちです。

不動宮というグループにある牡牛座にとって、この「予定どおりに物事が進む」ということは非常に重要です。特に土という実際性にまつわるグループにあるため、何かを進める際に、きちんと準備して臨みます。現実的な準備を積み重ねた先に、現実的な進展と現実的な結果がやってくる……ということが、牡牛座にとっては重要事項です。それが覆されるということは、牡牛座自体の積み重ねを含めた、行動、存在そのものを否定されるのとほぼ同じことといえます。

しかし予定はあくまでも予定であって、未定です。不慮の出来事により、それがうまく進まないことは多々あることです。そうしたとき、牡牛座は予定どおり進まなかったことに対し、落ち込み、落胆するのです。

牡牛座のフラワーエッセンス
ゲンチアナ（12ヒーラーズ）

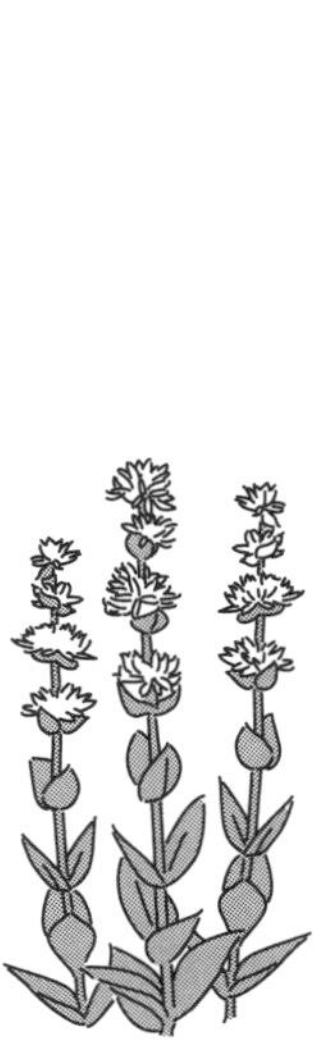

ゲンチアナは、原因のある落ち込みや不信感によいとされるエッセンスです。これは、牡牛座の特有のエネルギー不足から起こる傾向であり、特に予定したとおりに物事がうまく進まないことが原因となっています。長期的な目算を立てつつ（不動宮の特徴）、具体的に物事を進めていた（土）のにも関わらずうまくいかなかった……ということは、着実に物事を進めていく牡牛座にとっては落胆の原因になることです。しかし、どんなにきちんと準備したとしても、タイミング次第だったり、時にはアクシデントが起こることもあるのです。し

かし、必ずよい結果につながるわけではないことは往々にあります。

また牡牛座がDryサインであるということを考慮すると、自分自身における現実的な認知は非常に高いといえます。ただ、自分以外の人の行動や環境的な要素はあまり考えないかもしれません。心身のエネルギー状態がよいときは、こうした外界についても物理的、具体的な要素として把握することは可能です。しかし、疲れていたり、エネルギー状態が悪いとこれらを見落としがちです。そして周辺状況を適切に把握できない結果、思いどおりに物事が流れていかず、悪いサイクルに落ち込んでしまいやすいでしょう。また現実的に物事を見ていく傾向がさらにシビアになることから、先々への疑念が湧き、気力もさらに低下していくようです。

こうした状況に対して、ゲンチアナは、落ち込みや落胆を緩和し、思いどおりの結果ではなくとも、それを受け入れられるよう心を整えてくれます。また現状の結果を現実的にとらえつつ、次のステップがよりよいものになるよう意識させ、サポートするでしょう。牡牛座に感受点を持つ人(特に月やアセンダントが牡牛座にある方)に対しては、エネルギー状態を整え、心の状態を回復させてくれる働きがあります。そのような方がお守り的に活用することもおすすめです。

また「物事がうまく進まないときに気落ちする」傾向は、牡牛座だけではなく、そのほかの不動宮（獅子座、蠍座、水瓶座）のサインにも共通する要素です。ゲンチアナは不動宮グループ全般の、落ち込みや失望を緩和することにも活用できるでしょう。

牡羊座のフラワーエッセンス
ハニーサックル（セカンド19）

ハニーサックルは、過去の思い出に浸りすぎたり、後悔にさいなまれているときに使用するエッセンスといわれます。また実現できない望みについて、いつまでも考え続けてしまうときにもよいでしょう。

変化を受け入れるということは、牡牛座だけではなく獅子座、蠍座、水瓶座といったその他の不動宮のサインもあまり得意ではありません。それは不動宮の「何かを継続する、維持する」という性質と拮抗してしまうためです。

不動宮にとって過去の蓄積や経験は、単なる過去ではなく、自分を培ってきた財産ともいえます。つらい出来事にあってエネルギー不足の状況でも、過去を思い起こすことで自分の積み重ねを確認し、自信を回復させることができるのです。しかし変化が大きすぎる場合、気力の回復がなかなかうまくいきません。過去に浸るばかりになり、歩みを進めることが難しくなってしまいます。

セカンド19というエッセンスグループは、人が成長するタイミングに用いますが、成長による変化は、占星術的には時期的な天体の影響の表れです。不動宮のグループでは、このような大きな変化が起こるような時期に、対応するエネルギーが不足している場合、過去へ浸ることで気力を回復しようとします。時期的な変化と相まって、こうした行いが顕著になります。

ハニーサックルがもたらすものは変化を受け入れる力であるといえますが、ただ単に変化の受け入れを促すのではありません。変化を乗り越える力が不足しているとき、気力をチャージさせて回復を促します。そのうえで過去をよい経験としてほどよい距離感を保って気力をキープし、大きな変化に向かう力を備えさせてくれます。土のサインである牡牛座は、現実に根づいた保持性を持つので、不動宮の維持力が強く出やすいこともあり、このような傾向と関連付けられたかと思われます。

また不動宮に太陽や月、アセンダントなどを持つ場合、過去に浸って未来を意識できない場合も、ハニーサックルを活用することができるでしょう。

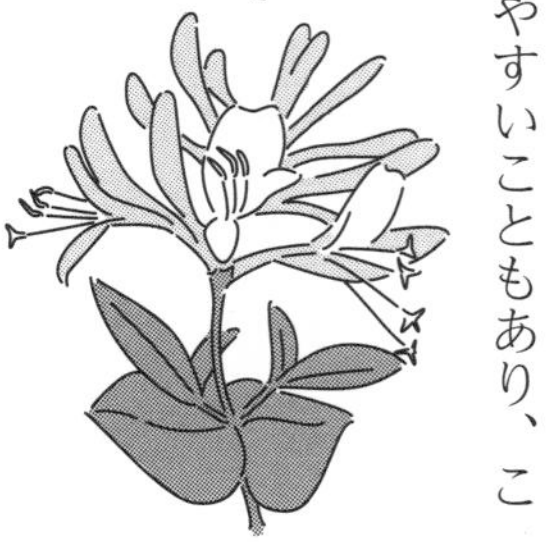

双子座

男性サイン
柔軟宮
風のサイン
支配星：水星

双子座は好奇心が旺盛で、知的な探求への欲求が高く、知りたいことがあれば実際にその場に行って確認するような、フットワークのよいサインといわれています。

３番目のサインである双子座は柔軟宮というグループにありますが、柔軟宮は前の前の活動宮と一つ前の不動宮を両立させようとするため、身体を持ちながら（牡牛座）、魂のままに行動する（牡羊座）ということを目指していきます。そのためフットワークよく、意欲と好奇心のままに行動していくのです。

ただ、身体を傷つけないよう配慮する必要があります。牡牛座で身体性を獲得したあとなので、自分側の身体管理についてはあらかた獲得しているといえるのですが、問題は外界の状態です。自分を取り巻く環境が、自分を傷つけるものかどうかが、双子座にとっては重要で、それに対応しようと、積極的に情報収集をしていくわけです。

風のサインは自分以外のもの（人や情報）に対して興味を抱きますが、双子座に関してはこの情報の取得状況が身体を安全に保持できるかということに絡んできます。牡羊座から蟹座にかけての火、土、風、水の1セット（サインの第一グループ）は「私」というところを中心に活動していくグループです。

また牡羊座から天秤座までの前半サインも個人性に関わる領域ですから、風という他者に関連するエレメントとはいえ、双子座は比較的個人中心であると考えられます。動きまわってみたら、多くの人やさまざまな状況に出会った……その中で生きていく、生き残っていくためには情報収集が必要……ということ。よく双子座は好奇心旺盛といわれます。それは、純粋な知的欲求の部分だけではなく、自分の知らない情報が自分の生死を分ける可能性があるということです。サバイバルの手段としての重要な情報収集……と認識することもできるのです。

動きまわらなければよい……というスタンスは双子座にとっては無理なことといえます。動きまわらないという選択は牡牛座に戻るに等しく、身体の影響力に取り込まれてしまうのと同等なのです。また牡牛座のルーラーである金星は、自分にとって心地のよい物（おいしい物、美しい物）だけを取り込むよう促します。しかし、こうした姿勢も双子座にとっては一つ前のサインに戻ることにつながります。したがって双子座は不快な情報であっても、取り込もうとすることがあります。ただ、不快な情報は心身を傷つける可能性があるものが多いということ、また常に神経を張り詰めながら外界に注意を払う必要があることから、双子座は神経を傷めやすいサインといわれています。

さて、柔軟宮のサインの特徴として、さまざまなバリエーションを持とうとする傾向があります。一つのものを末永く続けていくのは不動宮の得意技ですが、いざ何か変更や変化があったときはそれ一つでは対応しきれません。そのため、不動宮の次のサインである柔軟宮では、一つに固定せず、ある程度バリエーションを持つこと、つまり複数の手持ちの札を持つということをしていきます。

変化が起こったとしても、それに適応できる手持ちの札を使って対応できるのです。この手持ちの札の性質はそれぞれのエレメントに関連するものを持つことになります。つまり双子座では、さまざまな情報を保持しておくこと、それにより変化する状況に対応しようということなのです。

ただ、情報というものはある意味、無限にあります。他者の動向を言語化することによって情報は生まれますから、手持ちの札を増やすために情報を追いかけるということは、際限のないこととも考えられそうです。

また双子座の心身のエネルギー状態が悪い場合、そこから回復するために必要以上に他人の話を収集したり、情報を追いかけ続ける傾向が出てきます。こうした情報の中に自分の状況をよりよい方向へ向かわせるものがあるかもしれないと感じてしまうからです。人によっては、よりよい情報と思ったものに次々に乗り換え、かえってそれで疲弊してしまうことも多いでしょう。ただ、さまざまな情報に触れること自体が、双子座にとって安心をもたらす要素でもあるため、情報を遮断して不安から逃れるということはかなり難しい話になってきます。

双子座のフラワーエッセンス
セラトー（12ヒーラーズ）

セラトーというエッセンスは、自らの判断に確信が持てず、人の意見を求めたり、さまざまな情報を探し求めたりするときに使用するエッセンスです。

何か問題が起こったときに、それを解決するような情報を求めることは、双子座にとってよくあることです。すぐにネットで調べて解決に導かれることも実際に多いでしょう。

しかし、エネルギーが低下している状態では、双子座の特性としての知的な判断力も低下してしまうため、たくさん集めてきたさまざまな情報の、重要度や優先順位を判別することができず、何が正しくて、何が間違っているのかということもわからなくなってしま

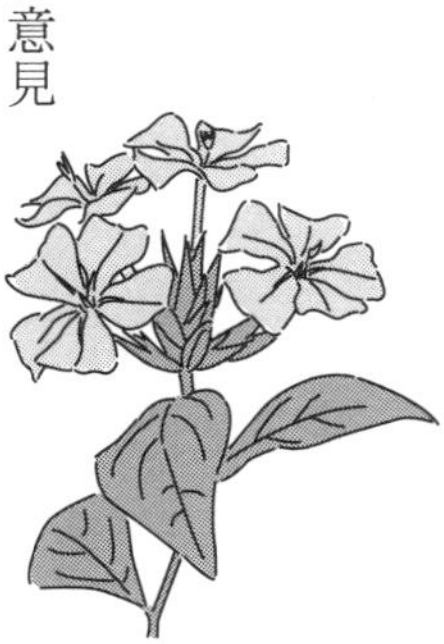

いがちです。そしてもっとよい情報があるのではないか、もっとよい方法があるのではないか……とひたすら最適なものを探し求めてしまうのです。

セラトーは、こうしたエネルギー不足から情報を追い求めてしまう状態に対して、本当に必要な情報は何かを見極める判断力を回復させます。セラトーに対する指標として、確信がないために人に意見を聞きたがることが指摘されます。内面を安定させることにより、不安を解消するための情報収集活動が緩和されます。同時に、過剰な選択肢の中から物事を判断する必要もなくなるため、判断力も回復してきます。特に双子座にとって重要な情報、つまり自分自身の意見や見解といった情報をくみ取る余裕が生まれるため、これを基準に自分にとっての良し悪しや物事の判断がつくようになっていくでしょう。

もともと外界からの情報取得量が多く、不安からそれがさらに多くなることによって、内側から発せられる情報（たとえば自身の意見や感情、身体的な感覚など）が相対的に小さくなってしまいます。判断の軸となる部分がうずもれてしまうと、判断力が低下してくるという悪循環が生まれてくるのです。この悪循環の輪をセラトーによって安心をもたらすことで断ち切り、適切な判断力を回復させてくれるでしょう。

また柔軟宮の他のサイン(乙女座、射手座、魚座)に対しても、それぞれのエレメントのテーマにまつわるバリエーションの過剰さにより起こる不安定さと混乱を緩和し、判断力を回復させてくれるエッセンスとしても使うことができます。

双子座のフラワーエッセンス

ホワイトチェストナット（セカンド19）

ホワイトチェストナットはさまざまな想念がまわり続けて止まらないとき、またそれにより休めないときに用いるエッセンスです。

ホワイトチェストナットは、セカンド19といわれるグループの1本であり、そのセカンド19は魂の成長に関連するエッセンスグループとされています。またそれは占星術的の時期的な変化に関連しています。そのような変化によって揺さぶりをかけられたとき、双子座では状況に対応するために、可能な限りの情報を集め、ありとあらゆる状況を想定して、変化を乗り越えようとします。

時には情報を組み合わせたり、また別の可能性を考慮したりなど、水星、風のサインの要素を最大限に活用しつつ対応していこうとするでしょう。気力や体力が充実しているときはよいのですが、心身が疲弊している状況では、情報を集めてさまざまな状況を想定していくはずの思考力がうまくまわらなくなります。さまざまなことがぐるぐると頭の中を

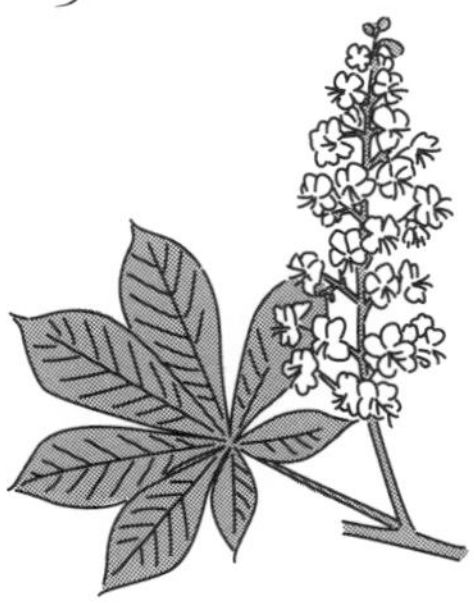

渦巻くだけになってしまうのです。

それは情報を整理する力が心身のエネルギー低下とともに失われてしまっているせいです。整理できないけれど、情報を集めてさまざまな可能性を想定し、情報を組み合わせていく働きは継続するため、結果的に思考がただまわり続けるだけになってしまうのでしょう。

もともと双子座における整理の傾向は、きっちり整理するというよりも、さまざまなことを「考え中」の状態にしておきつつ、必要なときにそれをすぐに取り出して判断していきます。それは柔軟宮的なマルチタスク傾向によるものですが、変化の時期にはこうした「考え中」のことが、通常以上に存在することで、許容範囲を超えてしまうことが問題となります。

ホワイトチェストナットを使って判断力が回復してくると、湧いてくる想念や考えについて、ある程度重要度を分類できるようになってきます。また余分な考えが減っていくこともあり、思考も落ち着いてきます。

また柔軟宮の他のサイン（乙女座、射手座、魚座）に、想念が巡って止まらない場合にホワイトチェストナットを使うのもよいでしょう。

蟹座

女性サイン
活動宮
水のサイン
支配星：月

蟹座は身近な人たちとの共感を大切にしながら生きていくサインです。活動宮・水のサイン・支配星が月ということもあり、身近な人たちとの気持ちのやり取りを重視し（水のサイン）、細やかな感受性（月）で受け止めた相手の気持ちに対して、今すぐ反応（活動宮）していく傾向があります。そして親しい人たちに対して、積極的にサポートしていく優しさがあるサインといわれています。

一方で、身近な人たちとの交流は活発ですが、なじまない環境やなじまない相手に心を見せることはあまりありません。したがって人見知りしやすい傾向もあるでしょう。

牡羊座から数えて4番目のサインにあたり、第1グループの締めとなるサインです。第一グループは個人性ということに意識を向けたグループですが、水というエレメントは集団性を示す要素でもあるため、ある意味、相反する要素を併せ持っています。

集団に溶け込むことで、個人の生存率を上げるというやり方を採用しました。それにより、安心できる場を確保できたということでもあるのです。

安心を求めるということは心身においては重要な意味があります。それは身体を休ませ、食事を取り、身体を回復させることのできる場を得るということ。こうした事柄は占星術的には月（身体性・安心・リラックス・日常の送り方）に関連し、また月は蟹座のルーラーでもあることから、蟹座における安心を求める志向は非常に強いともいえます。

安心できる場がない、たとえば家族関係や対人関係のトラブルや病気などの場合、蟹座を含めた活動宮において、意識の焦点は「今、ここ」にあります。居場所のない自分が今現在ここにいるということを、あらためて発見してしまうことになるのです。

今を生きる活動宮の逃げ場は、意識を飛ばしたり、空想に逃げたり、またひとまず眠って、今というこの状況から自分を切り離すことです。その活動宮のサインの中でも、安心へ欲求の強く、居場所に敏感な蟹座は、このようなあり方が強く出やすいといえます。

ルーラーの月はチャクラ対応でいうところの第1チャクラに関連しています。第1チャクラのテーマである、個人が安心してこの世で地に足をつけて生きる場所を得るということも深く絡んできます。

蟹座のフラワーエッセンス

クレマチス（12ヒーラーズ）

クレマチスは空想に浸りがちだったり、ぼんやりしたり、地に足がついていない状態に使うエッセンスとされています。先に述べたとおり、蟹座は気力や体力などが低下したら、安心できる場で回復していこうとします。安心できる場がなく、現実そのものがつらい状況だったりすると、ぼんやりする、空想に浸るなどの傾向が出てきます。

現実的なことよりも、身近な人たちの感情や気持ちに同化する傾向があります。共感できる相手や集団がないとどうしても意識が離れ、「今、ここ」という場から遠ざかりぎみになってしまうでしょう。

クレマチスはこうした蟹座のあり方に対して、今ここにある身体、今ここという場が安心できるものであることを伝え、意識を現実に引き戻してくれます。また第一チャクラを安定させる面もあることから、グランディングを促す力もあります。それによって地球からのエネルギー供給を促進し、心身の回復を後押ししてくれるのです。

クレマチスという植物は、しなやかな強さがある茎を持っています。現実に根づいて、しなやかに物事に対応しながら、安心できる場を作るよう働きかけるのです。

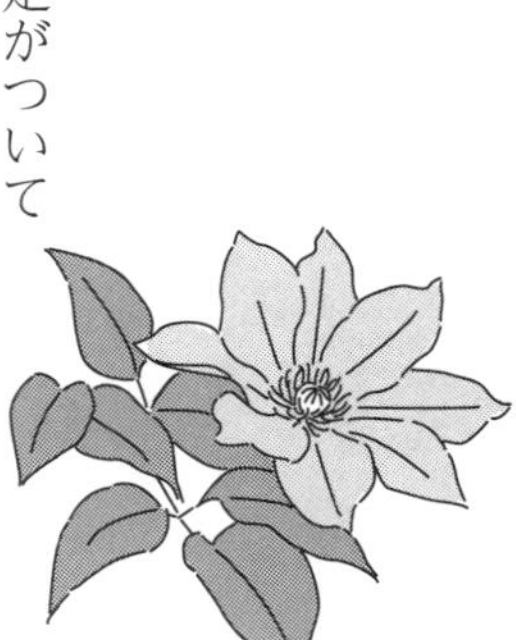

グランディングを促すこうした働きから、レスキューレメディ、5フラワーレメディといった、5種類のフラワーエッセンスで構成された緊急用のブレンドの中にクレマチスが組み込まれたともいえるでしょう。

どんなときでもグランディングすることで、心と身体を今という現実に意識をひき戻してくれます。それにより身体の治癒系にスイッチが入り、身体がそして心の回復が促進されていきます。また地球からのエネルギー供給もそれをフォローしてくれるというわけです。

こうしたグランディング作用は、ほかのどのサインを持つ人にでも活用できます。特に活動宮のサインにとっては、「今現在」に意識を合わせ、自分の足場を確認させ、エネルギー供給を促す重要なエッセンスとしても働いてくれるでしょう。

蟹座のフラワーエッセンス
レッドチェストナット（セカンド19）

レッドチェストナットは、身近な大切な人たちに対する過剰な心配や懸念に適応するといわれるエッセンスです。

蟹座にとって、大切な人への気遣いや愛情は重要なテーマです。安心できる場を求め、

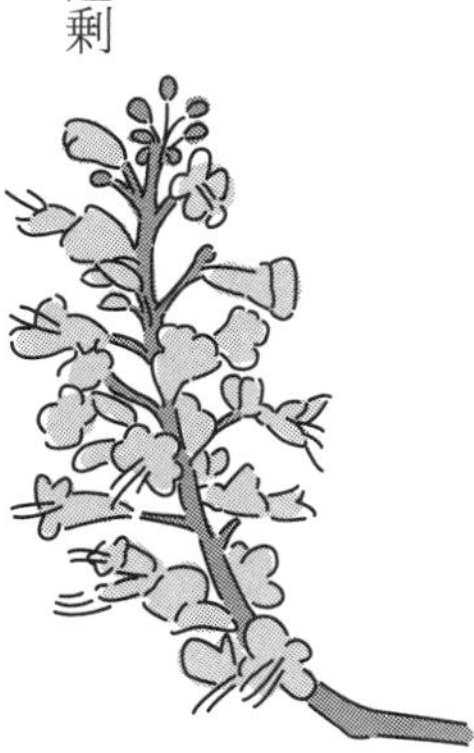

そのつながりをよりしっかりとしたものにしていこうと、相手のケアやサポートを行うことが多くなります。またそのサポートから身近な人たちの和も形成されていくと認識しています。

時期的な変化が訪れたとき、身近な人たちとの関係性も変化していきます。場合によっては大切な家族や仲間が離れていったり、子どもが独り立ちしたりすることもあるでしょう。このようなときはもちろん心配します。しかしそれが極度なものである場合、相手の状況が心配というより、関係が壊れる怖さから、相手や相手の状況を心配するのです。

こうした感情の投影は、共感力の高さから来るものです。しかし、水のサインであっても第1グループ、前半のサインであることを考慮すると、相手の気持ちをくみ取りながら、自分の不安な気持ちにあおられてしまっているのかもしれません。

レッドチェストナットは変化に対する不安や不安から起こる他者への過剰な心配に対して、心を整えつつ、安心とともに力をチャージし、変化を受け入れる力を充実させてくれます。活動宮は「今、ここ」を意識し、変化をリアルタイムで受け止めていくサインです。気持ちや心のつながりは、そうした変化に対してカチッと切り替えられるものではありません。だからこそ、このような形で変化に対するリアクションが出てくるのでしょう。

獅子座

男性サイン
不動宮
火のサイン
支配星：太陽

獅子座は心の中にある意欲を積極的に打ち出していくサインとされ、自分らしさを大切にし、他の人とは違う自分なりの個性を積極的に発揮していきます。

獅子座は牡羊座から数えて5番目にあたるサイン。一つ前の蟹座で安心できる場を得て、心と体を休めて、十分にパワーを取り戻したあと、自分がこの世で何をなすかについて、力を入れ始めます。

それまでの牡羊座、牡牛座、双子座、蟹座という火、土、風、水のワンセットである第1グループは、ある意味、地球で生きるための土台作りを担う部分といえるでしょう。魂と肉体、生きる術と安全な場、という流れを経て、この世で「生きる」ということの足場を作ったのち、次の第2グループとしてのエレメントの流れは他者との関わりの中で、どう「生きていくか」を探っていきます。

そうした意味で、第2グループの一番初めに来る獅子座は、まさに生きるという意味での人生の目的を示す太陽がルーラーとなっています。ここで「この世での目的」活動にスイッチを入れる段階が始まるのです。

獅子座は生きる目的として、太陽を支配星とするサインですから、翻したり、引っ込めたりすることは不本意なことといえます。とりわけ、不動宮は姿勢を変えないサインです。自分らしく生きることに対する意気込みは半端なく、引いてしまうということはイコール生きていない＝死んだも同然という認識を持っています。そして強い意気込みとともに、自身のあり方を世界に押し込んでいきます。

一見、大げさなように聞こえますが、獅子座に関わり、とりわけパーソナリティに関わる感受点を持つ場合（アセンダント、月、太陽）、こうした傾向が多かれ少なかれ出てきます。多くの占星術本において、獅子座は創造性と自己主張のサインとありますが、その背景には自らの人生を創造することに対する意気込みとその前提としての生きる・死ぬといった強い感覚があるといえるかもしれません。

心身のバランスを崩し、エネルギー不足に陥った際、それを補強する方向で強く出ることがあります。また対応しきれないことにより、自信のなさという形で出ることも多いでしょう。

獅子座のフラワーエッセンス
バーベイン（12ヒーラーズ）

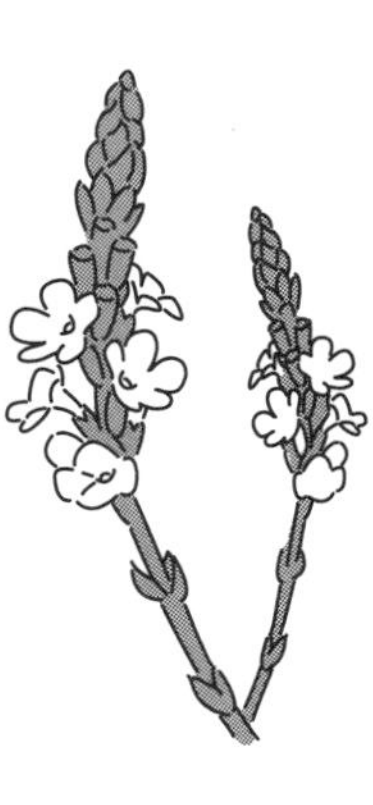

獅子座に関連したフラワーレメディはバーベインです。バーベインは自分のことばかり話をする状態によいとされるレメディです。けれど、その自覚を持つということは難しいでしょう。獅子座では、弱ったときの反応として、このように自分のことばかり熱心に押し出すという状態が出てきます。これは火のサイン（牡羊座、獅子座、射手座）において共通ですが、元気のないとき、弱っているときなど、意図的にテンションを上げたり、元気さを装ったりすることが多くなります。から元気なふるまいから、気力を取り戻していくことも多いのです。ここでの「押し出し」もある意味、元気になろうとする火のサイン特有のあり方といえるでしょう。

また、獅子座は第2グループという「あなた」と関わるサイン群ですので、から元気を押しつける相手を必要とします。自分の意見や気持ちを余すところなく押し出し、それに対して、誰かに認めてもらうことで、自分の存在を再確認し、気力を取り戻していこうとしているのです。

バーベインは獅子座に対して、あたたかな気力とエネルギーを供給し、内的なエネルギー不足を解消していきます。そして、自らの意図する創造的な活動に力を注ぐよう促します。

またバーベインは獅子座以外の不動宮のサインに関連して、何かスイッチが入りっぱなしのような状態だったり、過剰に集中してほかのことがおろそかになったりする際にも活用できます。

獅子座のフラワーエッセンス
ラーチ（セカンド19）

ラーチは自信のなさや劣等感に関連したエッセンスといわれています。

獅子座に対するエッセンスであるのに、自信がないというのは不思議……と思われるかもしれません。獅子座というサインは、経験したことや積み重ねたことに対して自信を持って力を発揮する一方で、一度でも失敗すると、一切そうしたものに挑戦しなくなってしまうことが多くなります。

これは不動宮の性質として一度スイッチが入るとなかなか切り替えられないことや過去を重視する傾向からきており、失敗体験がそのまま強固に印象づけられてしまうのです。

特に獅子座は火のサインということもあり、主観的な「できない」という思い込みが、固

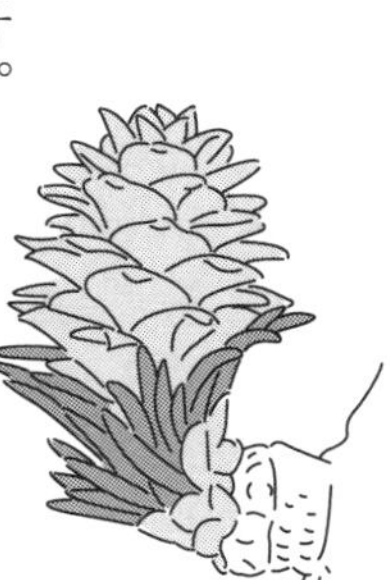

定観念として強く残ってしまうのです。

占星術的な時期的な変化が起こる際、新しい状況がやって来ることも多くなります。そのとき、過去の似たようなことへのちょっとした失敗体験から、新しい何かに対して対応しきれないという気持ちも生まれやすいでしょう。

こうしたときにラーチを用いると、多くの場合、極性がガラッと変わるように積極性と挑戦する力が芽生えてきます。実際に取り組んで手ごたえを感じ、そこから自分のあり方を押し出してくるようです。失敗体験に意識を向けるのではなく、成功したことや結構よい形で進んだことなどを思い起こさせることにより、自分の中の可能性を確信させ、挑戦へ意欲を膨らませていくのでしょう。

ラーチは、ちょっとした一歩を後押しするようなものです。そこから実際に動いて手ごたえを得て、少しずつ自信を充実させていくことになるのです。それは、変化に向けた大きな一歩ともなるはずです。

乙女座

女性サイン
柔軟宮
土のサイン
支配星：水星

乙女座は優れた分析力を持ち、物事を着実にこなしていくサインです。具体的にかつ細やかに物事を見て、適切な対応方法を引き出すため、適応力の高いサインともいわれています。また周辺の物事だけではなく、自分自身への調整力も優れていることから、健康や仕事、作業能力の高さなども関連付けられています。

乙女座は牡羊座から数えて6番目のサインですが、12サインの前半は乙女座で終了し、ここから先は本格的に他者と関わっていく後半サインになります。人と関わる前に、他者に対して自分に何ができるかということを整理し、それを実行するのが乙女座です。

土のサインという実際性に関わるサイン群であるため、乙女座は、実務能力の高いサインといわれます。柔軟宮という調整力、融通する能力に関わる3区分にあること、水星もやりくりする性質を持つことから、状況に合わせた実務的な作業にも秀でています。第2グループということもあり、他者の要求に対応するために、さまざまな技能をうまく調整して使いこなしていくあり方が乙女座に備わっているのです。

他者の要求に対して次の天秤座は、相手からはっきりと求められてから対応しますが、乙女座では「きっとこのように要求されるだろう」と見越し、先まわりして準備をします。そして要求が示されると、すでに準備万端であるということを提示しようとするのです。

これは前半サインの最後、つまり個人形成サイクルの完成にあたるサインであるため、個人として完成したものを打ち出したい欲求が備わっていることが要因としてあげられます。

また乙女座は、獅子座の次のサインとして、獅子座の自己顕示性に対して説得力のなさを指摘します。獅子座の根拠のない自己主張に対して、乙女座では他者を説得するために、具体的な技能や作業能力を示そうとしていくのです。他者の要求に具体的に対応することは、乙女座にとって重要な意味を持つものといえるでしょう。

他者との関わりについては、本格的に人と関わる天秤座の一歩手前ということもあり、やや自己防衛的な面が出てきます。そのため心身のバランスを崩したり、エネルギー不足のような状況では、自己防衛心が強く働くのです。

人に弱みを見せないようにしたり、以前の状態の自分であること示したくなる一方で、人に何かを頼むような場合でも、エネルギー不足で手順を説明すること自体おっくうになることもあります。結果的にいろいろなものを抱えがちになることも多いでしょう。

乙女座のフラワーエッセンス
セントーリー（12ヒーラーズ）

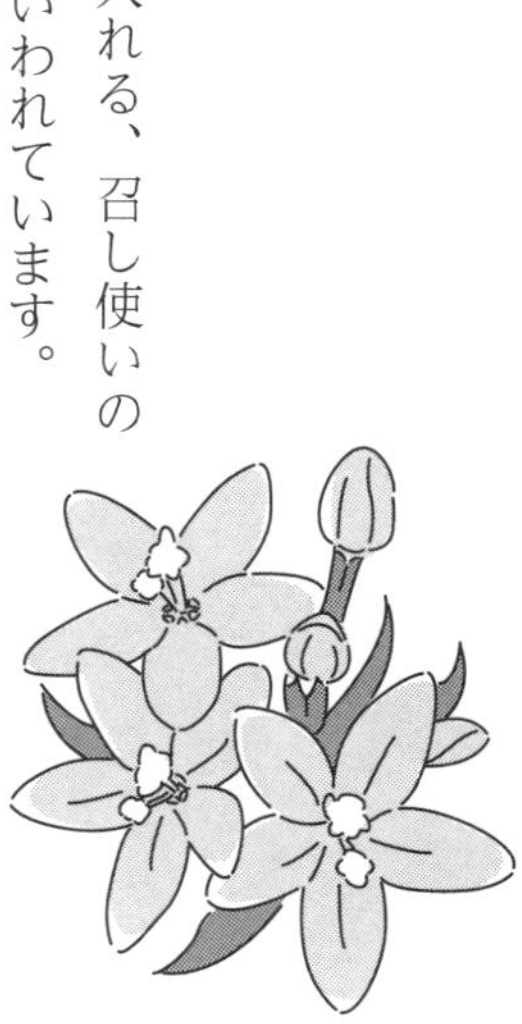

セントーリーは、人の命令や要求などを聞き入れる、召し使いのような状態に対して使われるエッセンスであるといわれています。

乙女座は人に対して貢献し、人の求めに応じる力がある自分を作っていこうとするサインです。ただまわりの言いなりになっているのではなく、他者の要求に対応できる自分であることを示したい気持ちから、そのようなふるまいをすることも多いのです。

こうした状況は弱っていてエネルギーが枯渇しているときに起こりやすくなります。本来なら疲れて対応できないところ、弱みを見せないようにする自己防衛心から来ています。乙女座は、個人のサイクル最後のサインである一方、天秤座という他者と関わるサイクルの入り口が控えています。ある意味、乙女座が自己と他者の線引きを担っていることもあり、きちんと自分自身を守ろうとする要素が、自己防衛として乙女座に含まれるわけです。

また疲れているときほど、仕事や、やるべきことを抱えがちです。人に依頼すればよいのですが、細やかに説明しなくてはいけない煩雑さや、依頼した相手が自分の思ったとおりにきちんとこなしてくれるかわからないということが心配になってしまうのです。

さらに適切に作業をしてもらえなかった場合、その修正を自分がしなければならないことなどを考慮し、その手間をかけるのであれば、自分でやったほうが早い……と考え、疲弊しているときほど、何かと抱え込みがちになるのです。そしてそれは作業の過剰状態から、さらに悪循環を招くことにもなってしまいます。

セントーリーは乙女座に対して、自己防衛心を緩めてくれます。他者に自身の有用性を示さなければならないという気持ちを緩和し、不要な作業まで抱え込む必要がないことを教えてくれるのです。安心できる状況を確保し、心のバランスを回復させてくれるでしょう。

不必要に仕事を抱え込み、疲労を蓄積していくようなサイクルが止まれば、次第に心身も回復してくるはずです。

乙女座のフラワーエッセンス
クラブアップル（セカンド19）

クラブアップルはささいなことが気になりすぎ、潔癖な傾向や自己嫌悪に陥りがちなときに使用できるエッセンスです。乙女座特有の自己防衛心と、そこからくる健康や衛生に対する気遣いが強まると起こ

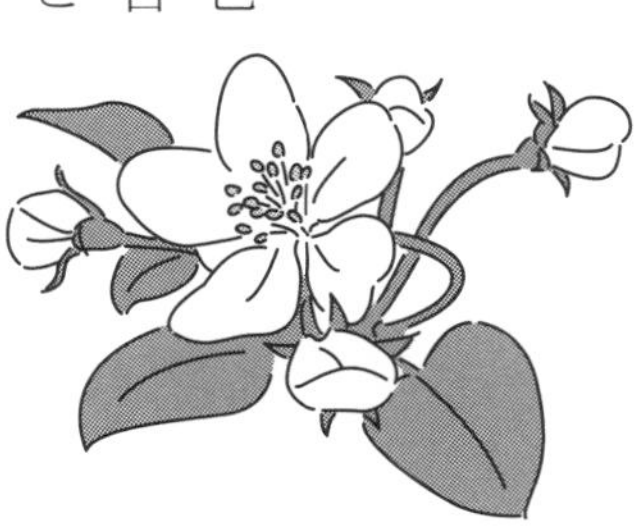

るようです。乙女座は前半サインの最後ということもあり、サインのテーマとして個人の完全性を目指していきます。

自分の理想と、現実との差にフラストレーションを感じやすい面もあるでしょう。物事を細やかに見ていく傾向が、「不完全な自分」に必要以上に焦点が合ってしまうのです。

ただ、すべてのことに秩序と完全性を求めているのではありません。細やかな視点からくる局所的な完全性であり、外から見ると意識の偏りがあることがわかります。クラブアップルは視野を広げ、より高く広い範囲での秩序を気づかせ、アンバランスな心のあり方を解消してくれるのです。

特に占星術の配置として時期的な変化が起こるようなとき、それまで自分が築き上げてきた秩序が崩れてしまう感覚に陥りやすいかもしれません。占星術的な意味合いとして、意識や視野を拾げて一段階高い秩序を再構成することを求められていることが多々あります。そんなとき、クラブアップルは細部へのこだわりを浄化し、思考をクリアにして視野を広げ、新しい秩序を形成するサポートをしてくれるでしょう。

天秤座

男性サイン
活動宮
風のサイン
支配星：金星

天秤座は他者に興味を抱き、積極的に人と関わっていくことに関連するサインといわれています。対話を通して相手と自分とのバランスポイントを探り出し、お互いにとってよい関係となるよう心掛けていきます。バランス性を重視するサインということもあり、ファッションセンスや対人センスなどが優れたサインともいわれています。

天秤座は牡羊座から数えて7番目、12サインの配置的にちょうど牡羊座の対向にあり、占星術における他者性を示す対向的な配置が初めて形成される場でもあります。さらに風のサインであること、「あなた」にまつわる第2グループにあることから、他者との関わりが特に強調されるサインです。

支配星の金星はバランス性に関与していて、こうした面は天秤座の対人バランスや美的センスとして発揮されています。ただ、単に人と交流することだけを目的としているわけではありません。他者に対して興味を抱き、さらに多くの人との関わりの中から、総じて人とは何かということについても関心を寄せるでしょう。

天秤座は活動宮という「今ここ」を意識するグループですが、相手を目の前にしつつ、その場その場で判断し、反応していくことはなかなかたいへんなことでもあります。また今すぐにリアクションを返す際に、相手と自分との間のバランスポイントを考慮しながら発言していきます。そのために知性を磨き、対応力を高めていこうとするのです。また対人的なバランスを考慮して、相手との公平性や平等性を大切にしているようです。

このようにバランス力に優れていますが、心身の調子が崩れ気味で、エネルギー不足のとき、天秤座はバランスを取る気力が低下し、何かと迷うことが多いかもしれません。活動宮のグループですから、物事を判断する力は高いのですが、エネルギーが不足しているとそうした判断も鈍り、結果的に優柔不断のように見えてしまうことも多いでしょう。

天秤座のフラワーエッセンス
スクレランサス（12ヒーラーズ）

スクレランサスは二つのことに迷ったり、なかなか決断できず、揺れ動いてしまうようなときに用いられるエッセンスです。主観的に物事を

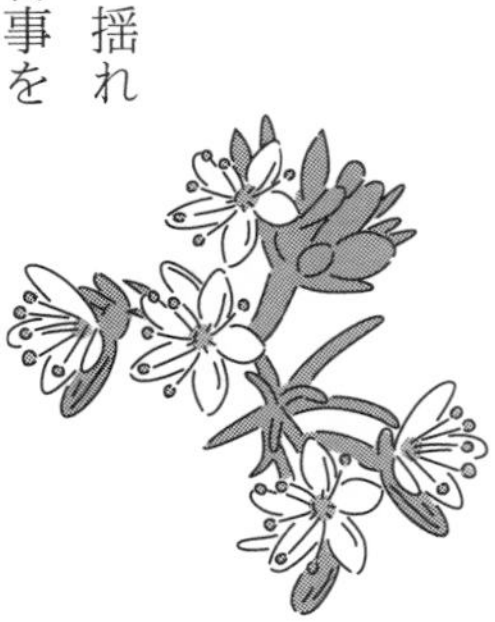

判断することは、それほど難しくはないのですが、客観的な視点を持っている天秤座では、物事を判断して、決断していくことはさまざまな要素を考慮してから行なわれることです。

天秤座でエネルギー不足が起こると、決断するためのさまざまな要素を集約することが難しくなります。もし取りこぼしていた要素が、状況を決定づけるうえで重要なものであった場合、その決断は正しくないものになってしまいます。こうした状況を避ける気持ちもあり、少ない要素でもできる限り考えて最適な答えを出そうとします。しかし、判断材料が足りないため、結果的に揺れ動き続けてしまうことになるのでしょう。

決断することは、未来を決定づける可能性があることを考えると、それなりに気力や胆力が必要です。そうした決定する力自体が気力低下によって損なわれている状況も、気持ちが揺れ続ける原因の一つともいえます。

スクレランサスは、天秤座における迷いや決断力の低下に対して、気力と知的判断力を回復させ、バランスの取れた決断を打ち出させるようサポートしてくれるエッセンスです。心が整うと、判断材料としての情報を集めることもでき、適切な判断を下せるようになるはずです。

さらにそのほかの活動宮のサイン（牡羊座、蟹座、山羊座）においても、決断力が落ちていると感じられるときに利用することもできるでしょう。

天秤座のフラワーエッセンス

パイン（セカンド19）

パインは罪悪感に関連するといわれるエッセンスです。罪悪感は自分の中のルール意識に照らし合わせたときに、相手に対して適切な行動ができなかったことに対する罪の意識で、後悔と謝罪の気持ちとが合わさった形で出てきます。

天秤座は他者を大切にするサインで、相手と自分の間にバランスのとれた関係を作っていきます。相手の存在に興味を持ち、関心を抱きますが、ぶつかってしまうようなとき、客観的に自分の正しさが証明できるものに対してはしっかりと向かい合っていきます。

しかし、そうでないあいまいな場面では、いったん引いて自分が悪いとし、バランスのとれた落としどころを探っていきます。支配星も金星ということで、バランス性と相手との友好を心がけていくため、相手に対する配慮として、相手をひとまず肯定するのです。

ただエネルギー不足であったり、時期的な変化において客観的に判断していく材料が足りないようなときに、自分がよくなかったという形で状況をやり過ごすことが増えます。その結果、罪悪感のみが積み重なってしまうのでしょう。

また相手がよくない状況に落ち込んでいるときなども、相手に起こったことに対して「自分にも何かできたはず……」などの罪悪感という形で、相手の変化を受け止めてしまうこともあります。

天秤座は他者の視線に基づいた判断をしていきます。規範意識について客観的なものを持っているともいえます。そのため、それが必ず正しいわけではないのにも関わらず、他者の視線に基づいた規範意識から自分を罰していきがちです。他人の判断が正しいもののように感じてしまうことも要因の一つと考えられます。

パインのエッセンスは自分の価値に気づかせ、むやみに自分を罰することがないように支えます。他者との本質的にバランスのとれた関係を作り上げていくようサポートしてくれるのです。

特に時期的な変化の中では、他者の視線によって構成されている自分の中の価値基準がぶれやすいこともあります。そこから生じる自罰的な判断をあらためて調整し、自分と相手の間の関係を公平なものとしてとらえていけるよう整えてくれるでしょう。

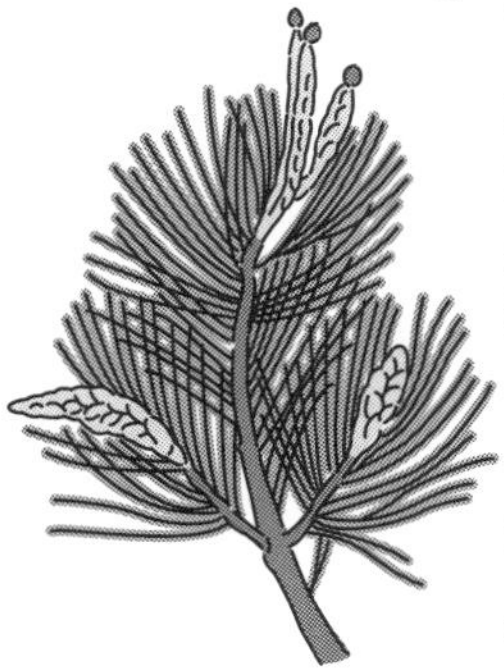

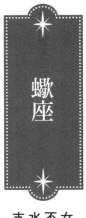

蠍座

女性サイン
不動宮
水のサイン
支配星：冥王星・火星

蠍座は相手と深く関わり合い、そこから生まれる信頼や深い感情など、深い部分における心の動きや変容にまつわるサインです。

天秤座の次のサインということもあり、天秤座でさまざまな人やテーマなどに関わったあと、これと決めたテーマに絞って内的なつながりを形成しようとします。そのため特定のグループや個人、また研究テーマなどと深く結びつき、鋭い洞察力と集中力を用いて、自分の決めたテーマに徹底的に関わっていきます。

また徹底した実行力により、普通の人が乗り越えられないような難しい事象を突破していき、大きな成果を上げるでしょう。ただ、その過程で深く没頭することも多く、生活がそれ一色となってしまうことも多いようです。

不動宮は、長い目で物事を考えるため、その場での反応を抑え、安易に気持ちを見せない傾向もあります。周囲の人たちにとっては、それがミステリアスに見えるでしょう。

対人関係の中でのそうした深い結びつきは、場合によっては相手のテリトリーに深く入り込むこともあり、結果的に干渉といわれがちです。特にエネルギー不足のときには、自分の状態が変わることによって、相手とのパワーバランスが変わることにもなります。そこから、気持ちも揺さぶられやすいようです。不動宮という状態の維持を目指すサインということもあり、関係性の変化に強く抵抗する気持ちも高まりやすいでしょう。

蠍座のフラワーエッセンス

チコリー（12ヒーラーズ）

チコリーは親しい人に対して干渉したり、ことさら愛情を求めるようなときに使用されるエッセンスです。世話を焼いたり、過剰に干渉したりすることは、見返りを求めたり、自分のやり方の正しさを押し出したりする状況といえますが、こうしたことは蠍座に内在されたテーマからも起こりうることです。

見返りを求めるということについて、基本的には不動宮の特質が出たものと考えられます。不動宮は自分を一定の状態に保つよう動いていきます。それぞれの元素のテーマを使った際、それに見合う何かを得て状態を保とうとします。

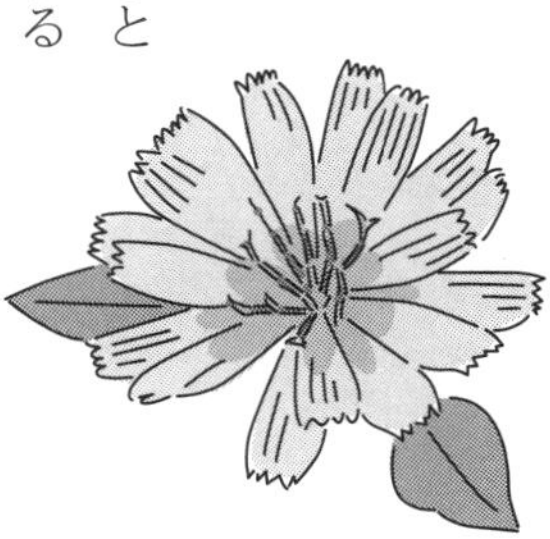

たとえば、同じ不動宮で土の元素である牡牛座の場合、身体（土）で働いたのであれば、それに見合う賃金（土）を求めます。エレメントに基づいて消費したものを得ることにより、状態を保とうとするのです。

蠍座の場合、相手に対して気持ち（水）をかけた分、気持ちを返してほしい……と、当たり前に考えます。また相手に対する優位性を示すことについても、パワーバランスに敏感に反応するサインとしては、どうしても出てきてしまう要素といえるでしょう。

こうした要素が内在している蠍座について、心身が疲れていたり、エネルギー不足に陥るようなとき、ことさらエネルギー状態を元に戻そうと、相手に注いだ力を相手から取り返そうとしてしまいます。また力負けしている感覚から、パワーバランスが変わることへの恐れもあるでしょう。

ただ、蠍座における気遣いは、密かにそして静かに行われ、相手は配慮されていると自覚していないことが多いかもしれません。そのため、相手は「お返し」をする必要はないと考えます。むしろ、過干渉とみなされる状況に陥りがちなのです。

チコリーは蠍座のこのような状態に対して、内面を愛情で満たし、エネルギーを回復させることによって、干渉する傾向を軽減させてくれます。また相手からの「見返り」について、気力低下を起こしているときは、不足感を覚えます。こうした状態に対しても、視野を広げさせ、自分の思っているものとは違う形で返されている「見返り」があることに気づかせ、心の平静を取り戻させてくれるでしょう。

蠍座のフラワーエッセンス
チェリープラム（セカンド19）

チェリープラムは心の抑制を失うことへの恐れに関連しています。何か内的な力が内側で膨らみ、それに対処できないのではないかという気持ちから、強いプレッシャーを感じるときに使用します。

心理的な圧迫感については土星や冥王星のような天体にまつわるものと、３区分の働きとして不動宮にまつわるものがあります。ここでは不動宮にまつわる心圧が関連します。

不動宮は、長期的に何かを継続していくことは得意ですが、変化に対しては抵抗感を示すグループです。それまでの経緯や積み重ねを捨ててしまったり、頭ではわかっていても気持ちがついていかなかったりすることもあり、心の内圧が上がり気味になりやすい傾向があります。

特に蠍座では冥王星や火星という天体を支配星として持つこともあります。火星や冥王星の力が、「強い信念や意志を掲げ、最後まであきらめない力」として発揮されていくのです。
こうした意気込みに対して、変化を求められるような状況で、その意思を覆されるかもしれないことへのいら立ちや焦燥感から、内的な圧力が増大していくことになります。そして内側で大きく膨らんでいく感情やプレッシャーといった心のエネルギーが、コントロールできない大きな力として感じられてしまうのでしょう。

時期的な変化に対して、本来は新しい流れを受け入れ、新たな力の使い方を習得します。しかし、不動宮ではとどまりたい意欲のほうが先に立つため、動かずに踏ん張ろうと、大きな力を使うことになるのです。またそれに抵抗する気持ちも強く表れてきます。特に蠍座は水のサインということもあり、心理的に深く根づいたものから離れることになる場合も多く、抵抗感は他の不動宮よりも大きなものとなります。

チェリープラムはこうした変化への抵抗からくる心圧の増大に対して、視野を広げることにより周囲の変化を認め、内的な圧力をガス抜きしてくれるでしょう。その他の不動宮のサインでも、変化への不安や動揺から心圧が上がるようなときに使用することができます。

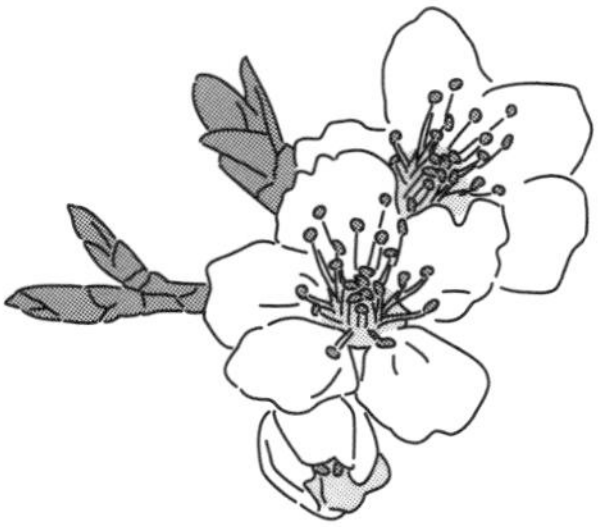

射手座

男性サイン
柔軟宮
火のサイン
支配星：木星

射手座は、自由を大切にし、自分の精神性を高めていこうとする向上心あふれるサイン。第３グループの最初ということもあり、多くの人たちと関わっていく火のサインです。自分のやりたいことだけでなく、相手のやりたいことも理解できるため、オープンマインドな姿勢で受け止め、自分のやりたいことを進めていきます。

火のサインとしてやりたいことを人にそのままぶつけてしまうことは、一つ前のサインである蠍座的なパワーゲームに戻ってしまう可能性があります。そうした全面的な対決を避け、相手に敬意を示しつつ、お互いに成長していくためのぶつかり合いや摩擦としてそれを昇華していきます。また意欲のぶつけ合いをゲームやスポーツの中でのフェアな戦いなどへ転換していくこともあるでしょう。基本的には、火のサインらしい元気さと気楽なムードで人を受け入れる陽気さが備わったサインといえます。

火のサインとしては他者性にまつわる後半サイン、多くの人と関わる第３グループのサインであり、また受容性に関わる木星を支配星とするため、多くの人のあり方を受け止める要素を持っています。そのため多くの人との関わりの中で、火という個人の意欲が削がれやすい状況にあるサインともいえるでしょう。

それは、単に元気がなくなるのではなく、存在の危機に近いものです。そのため射手座では、落ち込んだり、気力が低下したりしているときほど、火の元素特有の明るくふるまって元気を回復させるということを行いがちです。自分のムードがまわりの人たちに影響することがわかり、まわりに落ち込んだムードをまき散らさないようにするという目的も含まれます。

柔軟宮の特性として、今注目する必要のないことについては少しの間横に置き、視界からそらすという傾向があります。自分でも疲れやエネルギー不足について気づかないことも多いようです。

射手座のフラワーエッセンス

アグリモニー（12ヒーラーズ）

アグリモニーは、うわべは快活でありながら、内面

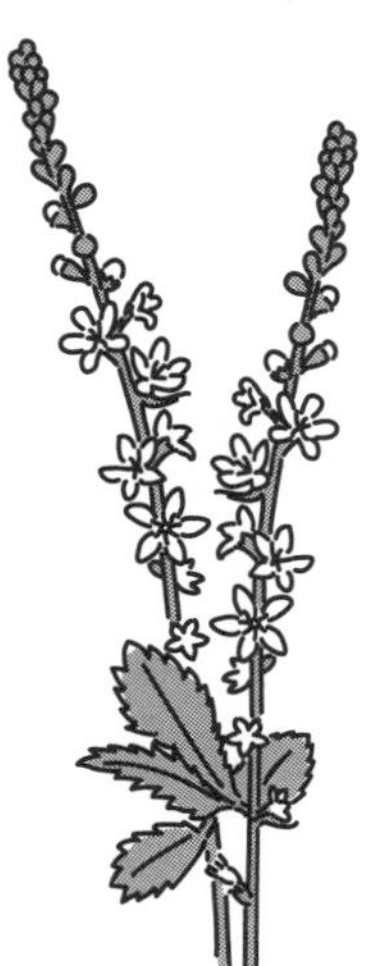

は悩みでいっぱいな状態に使うことができるエッセンスです。こうした状態に対してあまり自覚を持って問題があると認識することが少ないため、自発的には選ばれにくいエッセンスかもしれません。

射手座は火のサインでありながら、受容性に関わる木星を支配星とし、サインの順番的にも人との交流を持つ配置にあります。そのため他の火のサインよりも火の要素が削がれやすく、それを保持し、テンションを上げるために明るく陽気にふるまおうとします。

支配星の木星は理想のあり方を目指し、成長を促す天体です。その影響から、おおらかで向上心旺盛な理想の姿を見せたいと気持ちを隠したり、頼みごとなどを引き受けたりしてしまう傾向が出てくるようです。

柔軟宮は、そうした苦悩を視界からそらしたり、問題に向き合わないようにする動きがあります。自分にそうしたものがあることを、意識に上げないようにしている面もあります。

体調が悪かったり、疲れを感じたりしていても、人からの依頼や誘いがあれば明るく対応していきます。しかし、結局のところ体調などがよくなっているわけではないため、疲労が蓄積する悪いサイクルに入ってしまうわけです。

アグリモニーを使用することで、自分の中の火を回復させることができます。それにより自分自身の状態に焦点が合ってきて、不必要によい顔をしなくなったり、依頼を引き受けたりすることも減ってくるので、次第に心身も回復してきます。また問題があるようなときも、ひとまず自分の意志や意欲を中心に置いて物事を考え、負担を軽くする方向へと解決方法を模索していくでしょう。

アグリモニーはその他の柔軟宮のサインに対しても、問題に向き合い、解決への流れに乗れるようサポートしていくエッセンスでもあります。問題から逃げてしまい、中々トラブルが解決できないようなときにも、使うことができるエッセンスです。

射手座のフラワーエッセンス
ウォールナット（セカンド19）

ウォールナットは人生の節目において変化に対応できないでいる人や、周囲からの影響を受けすぎてしまう人に使われるエッセンスです。

時期的な変化にまつわるエッセンス（セカンド19）ですが、人生の節目や難所のような場面において、方向性を決めかねたり、さまざまな要素に振りまわされ、自分にとってよいものを見失ってしまうことは誰にでも起こりうることです。ただ特に射手座においては、そうした傾向が時期的に変化を迎えたタイミングで起こりやすいことでもあるのです。

射手座は火のサインであり、木星をルーラーとするサインです。木星や火の要素にまつわる「成長」というテーマを持つことから、理想に向かって精神性を高めていき、自分にとってよりよいことを積極的に受け止めていく性質を持ちます。そのため、このような状況での他人からの助言に対して、自分にとってよいと思われるものであれば前向きに受け止めていこうとするでしょう。

ただ環境や節目としての変化などにおいて、射手座の持つ「よりよくあろうとする性質」と「柔軟性」というテーマがこじれやすいかもしれません。柔軟宮はさまざまな選択肢を持ちつつ可能性を広げようとするサインですが、その反面、決断力と決定力の弱さが弱点となります。過去の経験や将来的な可能性など、さまざまなものを含めて考慮していく傾向があるため、その中から選び取ることが困難になってくるのです。

さらに人からのアドバイスを受け止め、それが自分にとってよさそうなものであれば、さらに選択肢は増えていきます。こうした状況の中で、射手座における「火」の要素、自発性や意欲といったものが埋もれてしまうと、変化が起こる状況で多様な選択肢に翻弄されることになってしまいます。

ウォールナットは変化の時期において、射手座の「火」を再発掘してくれるエッセンスです。自発性や自分の意欲のありどころを掘り返すことにつながりますが、そもそもそれは自分の内側にあるものです。しかし人の提案を受け入れる射手座の性質により、混乱が起こってしまうのでしょう。

また、自分対他者（もしくは周囲の環境）という状況において、自分の火が他者や環境によって揺らいでしまうときに使うことができます。特に過渡期（占星術的にはトランジットの影響）では、自分の意欲だけで押し切れない状況に直面するため、「火」も弱りがちです。そのような状況において、自分の意志をあらためて確認させ、どのように歩んでいきたいかを自覚させてくれることから、変化を乗り越えていくことができるでしょう。

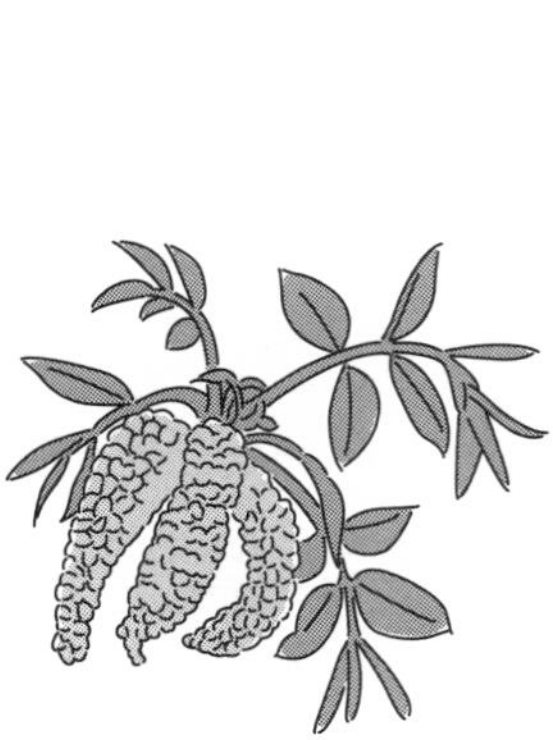

山羊座

女性サイン
活動宮
土のサイン
支配星：土星

山羊座は自分の所属している社会や集団に貢献し、またそのルールに従いつつ、着実に歩んでいこうとするサインです。

10番目のサインということもあり、10という数が示す完成性として「大人」の立場を意識していきます。大勢の人と関わる第３グループにあり、大勢の大人が能力や資質に合わせて分業しつつ、みんなが生きていける場としての社会に意識を合わせていくでしょう。

土の元素で活動宮のサインは、社会の実際的な状況に合わせ、適した活動を積極的に行っていきます。丁寧に、かつ真面目にこうした活動に関わっていこうとするため、大人として認められ、信頼を得たうえで着実に社会の中でステップアップしていくでしょう。

また自分の置かれた場の仕組みやシステムを素早く把握し、そこで最も求められている行動を積極的に行っていきます。その積極性は組織の中にとどまらず、社会を対象としているため、時には野心的といわれることもあるようです。

山羊座においてエネルギー不足が起こる際、社会という大きな場と常に対峙《たいじ》していることもあり、立ち向かえず力負けして、怖さが湧き上がってきやすいかもしれません。

その一方で、怖さや恐怖という心の動きは、人を守るために内在しているシステムでもあります。自分の力の及ばない対象からいち早く自分を遠ざけることで、身体を守ることができます。

たとえば、思いがけず肉食獣や毒を持った動物・昆虫などと対峙したときに、交感神経にスイッチを入れ、素早く逃げられるよう身体の調整を行います。

土の元素で活動宮という山羊座は、現実に対して具体的に即対応するサインですが、直面した現実が対応しきれない事柄である可能性もあるため、そうした難しさを内包しているサインともいえるかもしれません。

山羊座のフラワーエッセンス

ミムラス（12ヒーラーズ）

ミムラスは、実際に存在するものに対して恐怖を感じるようなときに使用するエッセンスとされています。

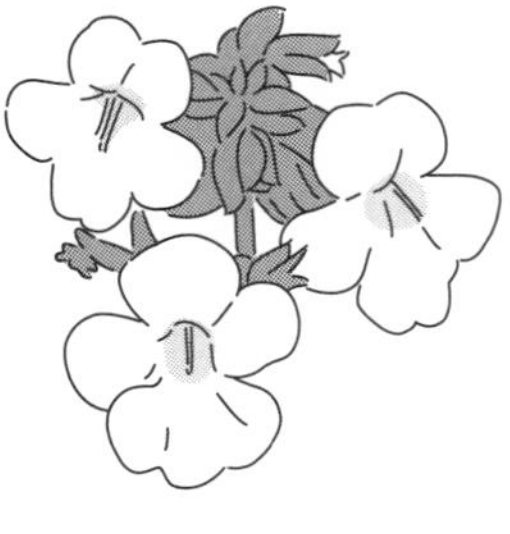

山羊座において、心身が充実しているときは、社会などより大きな流れの中で適切に行動していくことができます。しかし、心身の状態が悪く、エネルギー不足の際、大きな流れが自分の手に負えないように思われ、それが恐怖という形で表れてしまうのでしょう。

恐怖や怖さは、「今、ここ」という瞬間に物事に対応していく活動宮にとって、瞬間的に何かと対峙するゆえに必然的なものです。身体を守るシステムとしても機能しているものです。ただ、不要に恐怖ばかり募らせてしまう場合、エネルギー不足により、心身を守ろうとする働きが必要以上に強く反応してしまっているものと考えられます。

また山羊座は、社会で活動する人間＝「大人」という意識が強く、大人として行動しようとします。特に月やアセンダントが山羊座である場合、幼少期から大人のようにふるまおうとしたり、大人としてふるまうように求められたりすることが多いかもしれません。

小さな子どもは恐ろしそうなものに対峙したとき、泣きながら親（もしくはその他の大人）に抱き着き、怖いものをどうにかしてもらおうとします。親はそれが本当に恐ろしいものなのかを判断しつつ、そのどういう距離で関わるのがよいか……などを子どもの理解度に合わせて教えていきます。

月（もしくはアセンダント）が山羊座にある場合、大人としてふるまおうして、恐怖を感じていることを隠したり、我慢する傾向があります。そのため、適切な距離の取り方や関わり方を親から教わる機会を失い、未消化の恐怖が潜在的に残ってしまいがちです。

その潜在的な恐怖が継続的に本人を苦しめたり、エネルギー不足から弱ってしまうようなことが起こるたびに、心の奥に残っている未消化の恐怖が顔を出すのでしょう。

ミムラスを使うことで、気力がチャージされ、またそれにより安心を確保しつつ、恐いと思う対象とどのように関わっていくかに意識が向いていきます。それは大人としての自分が心の中にある子どもの自分に対して、適切な距離を置きつつ、関わり方を教えていくようなものかもしれません。時間はかかりますが、こうした内的な動きによって、恐ろしさを感じる対象への恐怖も薄らいでいくでしょう。

またその他の活動宮でも怖さを感じるようなときにミムラスを使用することができます。活動宮にまつわる「今すぐ行動する」ということは、その直後に自分の対応できない何かとぶつかる可能性も含んでいるため、活動宮のその他のサインについても、同様な傾向を少なからず持ち合わせているためです。

山羊座のフラワーエッセンス
エルム（セカンド19）

エルムは、責任感やそれに伴う重圧感から、自信を失っているようなときに使うことのできるエッセンスです。

山羊座は責任感があり、仕事などを誠意的に行って、社会貢献をしていくサインです。活動宮の土のサインで、土星を支配星とします。多くの人が関わる社会というものに対して、自分もなにがしかの形で参加し、その中での役割を担おうとします。またその中での責任を全うするために、きちんと自分のやるべきことをこなしていこうとするでしょう。そうした活動の中では個人的な欲求よりも、課せられた責任の方を重く受け止めていきます。

変化の時期に起こることとして、土のサインということもあり、物理的、物質的、具体的な変化に着目してきます。社会という広い範囲を見ていく（第3グループ）ため、比較的広い範囲で変化を受け止め、それに対応しなければ……と思い込んでしまいがちです。

そして、個人の許容範囲を超えたところまで責任を持とうとするため、当然のことながら物量的に個人の対応できる範疇を超えたものになります。その結果、必要以上に大きな重圧感を背負い、何もかもが困難に感じ、自信を失ってしまうことになるでしょう。社会を構成する人間であり、それを担っているという立場を意識しすぎることから、こうしたことが起こるのです。

　これに対しては、ひとまず「一個人」に立ち返る必要があります。エルムは身体性（土）に根づいた個の意識を自覚させ、自分にできること、できないことをチェックし、許容範囲を確認し、自分のできることに集中的に取り組んでいくよう促します。

　時期的な変化においては、それまで定番で行ってきた以上の作業量をこなさなければならなくなることもあります。また活動宮ではリアルタイムでそれらに対応することを求められ、キャパシティーを超えることから、どうしても自信を失いがちです。

　こうしたことは他の活動宮のサイン（牡羊座、蟹座、天秤座）でも起こりうるため、活動宮のサイン全般において、変化において自信を失うようなときに使うことができます。エルムを使用することで、自分にできることを着実に進めていき、その着実な足取りから自分の力や能力への信頼を回復し、次第に自信を取り戻していくことができるでしょう。

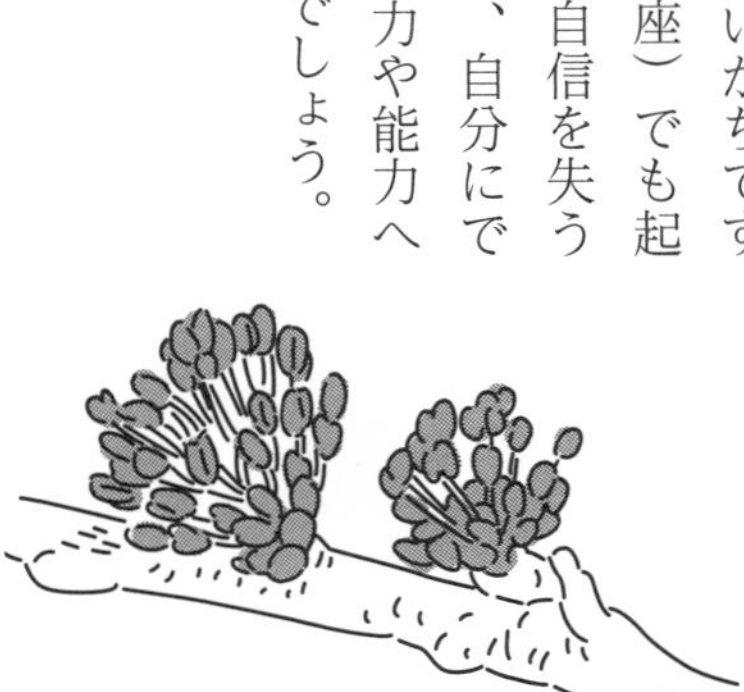

水瓶座

男性サイン
不動宮
風のサイン
支配星：天王星・土星

水瓶座は多くの人たちとの個人としての関わりの中から、未来を作り上げていこうとするサインです。

相手の本質や個性を意識して相対していくため、相手の肩書や性別、出生などを気にせず、人として敬意を払って関わろうとします。肩書きや出生といったものは一つ前のサインである山羊座に関連する要素です。ローカルな社会という限定的な場での評価に関わるため、そうしたものをあえて遠ざける傾向もみられるでしょう。

山羊座がローカルな社会という場を意識するのに対して、その外側のグローバルな領域を意識し、そこに基づいた客観的な視点から活動していきます。社会の外側から不備を指摘することもあるため、社会の是正、改革を促す活動に関わる場合もあるようです。

また風の元素で不動宮のサインであることから、対人関係については友好関係をベースに長期的なものを望みます。距離感について、誰に対しても同じ距離を保って友好関係を継続しようとするため、初めての相手に対しても友好的なムードでよい関係を形成していきます。しかし、身近な人たちに対しても一定間隔の距離をキープしようとするため、クールさとして表れることもあるでしょう。水瓶座の支配星である天王星は自立や独立性に関連することもあり、干渉されない距離を必要とする部分もあるためともいえます。水瓶座に関して友好的な傾向とともにクールといわれるのは、お互いの自立性を保ちながらよい距離感で関わっていくスタイルから出てきた言葉といえます。

水瓶座でエネルギー不足が起こったり、心身のバランスを崩すようなとき、こうした対人的な距離が問題になりやすいかもしれません。どんな人とも同じような距離をキープできるよう調整することは、それなりにエネルギーを使います。バランスの崩れからこうしたことをいつもどおりに維持できず、フラストレーションを感じ、しばらくの間、すべての人から距離を置き、回復してきたあとに関係を再開することもあるでしょう。

水瓶座のフラワーエッセンス

ウォーターバイオレット（12ヒーラーズ）

ウォーターバイオレットは人と距離を置きがちな一方、孤独を感じる

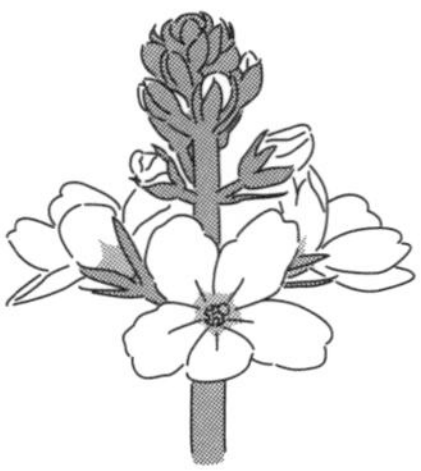

ようなときに用いるエッセンスです。

水瓶座は、風のサインであり、多くの人と関わろうとする第3グループなので、基本的に人とのやり取りや交流を求める傾向があります。特に風のサインの性質として人とのやり取りによって気力も活性されていくので、人との接点がなくなると元気がなくなっていってしまうのです。特に月やアセンダントが水瓶座の場合、そうしたことが起こりやすいでしょう。

人との距離感の調整の難しさから距離を置いてしまう一方で、交流を求める……という要素が相反することもあり、そこでジレンマが生まれ、人と関わっていきたいという気持ちが孤独感を深くしていくのです。

こうした流れにあるとき、ウォーターバイオレットを飲むことで気力が回復します。そして気力の回復とともに、他者との交流も回復していくでしょう。またその交流のエネルギーからさらに力もチャージされていくはずです。

その他の不動宮に対しても、自分のこだわりから孤独な状況に陥っていたり、対人的なトラブルから人と距離ができ、さらに人とのつながりを感じられず孤独を募らせてしまうときなどに使用するとよいでしょう。

水瓶座のフラワーエッセンス

アスペン（セカンド19）

アスペンは原因のわからない不安や恐れに使用できるエッセンスです。漠然とした不安感がありますが、原因がわからなかったり、特定の対象がないような場合に用いられます。こうした不安や恐れといったものは、潜在意識が危険を察知するレーダーのように働き、何か危険が発生する前に敏感に察知するのです。

水瓶座は不動宮のサインの中でも、山羊座の次ということで、山羊座にまつわる現在の社会というポイントから一歩先の未来にまつわる時間的テーマを持ちます。そもそも未来は何が起こるかわかりませんが、それでも知的に判断して先々を予測しようするのです。

また、山羊座が意識するローカルな社会からの脱却を志向してはいるものの、ローカルな規範やルーツ的な要素は時として人を守る緩衝材として働きます。その場その集団の中にある経験の蓄積であり、その蓄積から自分を傷つけるものや害するものを自分から遠ざけることもできるのです。水瓶座は、自由ではあるが自分を守る緩衝材がない状態ともいえるかもしれません。

このとき心身の状態が万全であれば、それらを受け止め、一歩先の未来を予測していきます。しかし、エネルギーが不足していたり、気持ちが追いつかない状況であると、恐怖の対象となってしまうでしょう。

こうした状態の際にアスペンを使用すると、心身を充実させて、冷静さを取り戻し、未来を見据えて歩んでいく本来の資質を高めていきます。

時期的な変化が起こる状況では、ちょっとした判断や選択の違いで、違う未来が立ち表れてくることもあるため、思考においても普段より処理する量が過剰になっていることも一因となります。普段以上のことを求められる場においても、アスペンを使用することにより、本来の判断力を取り戻し、恐怖や恐れを未来への期待へと変化させていくでしょう。

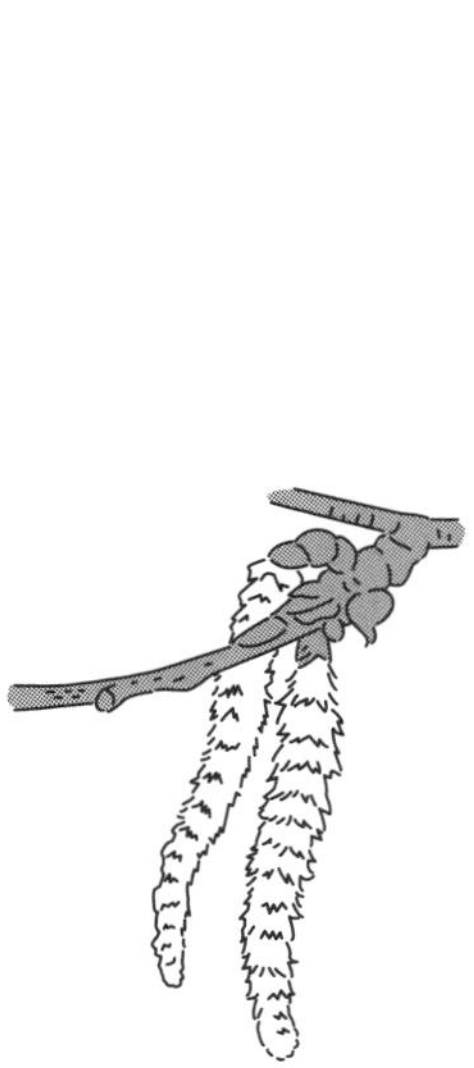

魚座

女性サイン
柔軟宮
水のサイン
支配星：海王星・木星

魚座は多くの人に対する共感力を持ち、どんな人にも優しく対応し、手を差し伸べようとするサインです。12サインの一番最後にあるため、それまでのサインに分類されなかったあらゆるものがここに集約されてくることもあります。

目に見えない霊的なものや妖精、精霊なども関連があるとされます。物事の本質や人の魂を意識し、人の心の中にある処理しきれない感情に着目して、共感の中でそれを浄化し、解決へとともに歩んでいこうとするでしょう。

共感力が高く、相手の痛みや悲しみなどの感情がダイレクトに伝わってくるため、困っている人に対しては自分のことのように感じ、手を差し伸べます。行動の基盤になっているものが、自分のためのものではなく、多くの人のためで、単なるメリット、デメリットで動くわけではないことから、献身的、自己犠牲的ともいわれることも多いでしょう。

しかし魂の本質に着目したとき、魂のつながりがある人に対する献身は、結果的に自分の魂を癒やすことにもつながっているとみなすこともできます。そのため、目に見えるメリットがないような献身活動は、魂的な側面からは十分に意義がある活動であるといえます。またそうした活動にエネルギーを注ぐことが、魚座の本質ともいえるでしょう。

気力や体力などが落ち込んだり、エネルギー不足に陥ったりすると、混乱しやすく、パニック的な状態に陥りやすいかもしれません。もともと柔軟宮というグループ自体、多様なバリエーションを持とうとして、さまざまなことに可能性を見出すサイングループです。こうした多様さを持ち合わせる反面、何かを決断したり、優先順位をつけたりすることが苦手な傾向があるため、エネルギー不足の際にはさらに混乱しやすくなるのです。

特に柔軟宮で水のサインである魚座は、他者の気持ちに共感していくサインです。そのためさまざまな人の気持ちを拾いすぎて、混乱してしまいます。人の気持ちはそれぞれに違い、確固たるものがないことも、混乱を大きくする原因となっているでしょう。

魚座のフラワーエッセンス
ロックローズ（12ヒーラーズ）

ロックローズは、パニックや混乱を鎮め、心に平静を取り

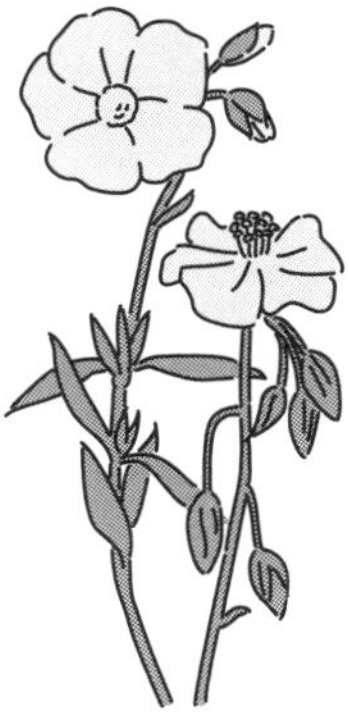

戻すとされるエッセンスです。

柔軟宮は前述のとおりエネルギー不足の際、関連する元素（エレメント）にまつわるものに着目して、混乱を落ち着かせようとしていきます。たとえば、双子座は情報に、乙女座は実際の状況に、射手座は自分の意欲に……と、それぞれ着目していきます。

魚座の場合、人の気持ちに着目します。しかし多くの人の多様な気持ちに反応してしまうと、どこを基準に判断してよいかがわからず、混乱を起こしがちです。特に気力が低下しているときはこうした傾向が強くなり、パニックのような状態に陥ってしまいます。

ロックローズは、グランディングを促して気力を充填し、本質的な目的に焦点を合わせることで混乱を緩和していきます。またロックローズは、飲むことにより勇者のように力強く物事にあたっていく……などと書かれていることもあります。混乱した状態から個人の能力を超えた大きな力を発揮するという、極性のガラッと変わる点が、非常に興味深いエッセンスです。

魚座は、人当たりは柔らかいのですが、人のために何かを成すという信念にスイッチが入った場合、12サインのうち最も強い力を発揮します。それは目に見えない魂のつながりの場、集合的な魂の場から力を引き出してくるため、結果的に個人の力を越えたものとなるのでしょう。

個人が個として認識できるレベルで物事を判断し、考えていくと、どんどん混乱してしまいます。しかし、その先にある魂的な本質に意識を合わせることで、心の焦点が合い、大きな力を発揮していくのです。

ロックローズは柔軟宮のその他のサインに対しても、混乱やパニック状態にあるとき、使用することができます。

魚座のフラワーエッセンス
ワイルドローズ（セカンド19）

ワイルドローズは現状へのあきらめから無気力になっている状態に使用されるエッセンスです。過渡期において、何をやってもお手上げ、どうにもできないというとき、それが無気力、無関心という形で表れてきます。

魚座は、霊的な要素やより大きな環境に自分を投げ出し、それらのものと自分を同化させることによって、より大きな源泉に触れ、そこから個人のレベルを超えた大きなエネルギーを引き出します。また同化するということについて、自分で選択するというよりも、むしろ運命の流れに従うような形で起こってくるかもしれません。

ある意味、渦中でも自分の果たすべき役割を全うしていくようなものです。そしてそれは、個人の枠をこえたところで決定づけられた、役割を担うということでもあります。

しかし、個人の人格レベルで表面的にこうした物事を判断していくと、理不尽や納得のいかないことが多く出てきます。解決策が見い出せないように思えてしまうこともあり、途方に暮れてしまうかもしれません。

魚座は受容性が高く、「受け止める力」を発揮することで人生を切り開き、生きていこうとするサインです。この「受け止める力」を誤った形で使ってしまうと、運命の波にのまれるだけしかできないと考え、それが無気力や無関心という形で表れてきます。

さらに柔軟宮の特性として、意識をそらしたり、視界から外すような反応が出てくることも関連しています。特に時期的な変化としてもたらされる要素は、一見すると不幸のように見えるものも多いため、そこで気力を失ってしまうのです。

何をやっても手ごたえがないと、次第に無気力化していきます。運命の流れの中で行ったことについては、別の形でその結果が表れていることも多いため、自分の思った結果とのずれから、手ごたえを感じられなくなってしまうことも少なくありません。

ワイルドローズはハートを開き、より大きな源泉に自分自身をつなげることによって、個人レベルでの判断からより大きな視点での認識をもたらします。さらにそこで必要とされる役割を全力で受け止めていくよう、内的に充実させてくれるエッセンスです。

そのほか、時期的な変化として立ち表れてきた状況に対して、魂の成長のために乗り越える過程として受け止め、そこで求められることを力の限り発揮していきます。意識や認識が広がることにより、自分の行いの結果が別の形として表れても、それをしっかりと認識し、着実に前進していることを自覚させてくれるでしょう。そして大きな源泉からエネルギーを引き出してくることにもなるので、それまで停滞していたことが一気にあふれ、流れ出すような力強さを感じられるはずです。

ワイルドローズはその他の柔軟宮の時期的な変化において、無気力な傾向が出てしまっている場合や、時期的の変化に関して、海王星や魚座にあるトランジットの天体などが関わっているときにも使用できるでしょう。

第4章

天体、ハウスと
フラワーエッセンス

天体からフラワーエッセンスを選ぶ

西洋占星術では天体を主体に、さまざまな要素を見ます。たとえば、天体がどのサイン、ハウスにあるかを見ることで、それぞれの天体に関連したテーマを明らかにしていきます。西洋占星術では10個の天体（月、水星、金星、太陽、火星、木星、土星、天王星、海王星、冥王星）を中心に使用されています。月から土星までの天体は古代の占星術においても使用されていましたが、**トランスサタニアン**と呼ばれる土星より外側の天体群（天王星・海王星・冥王星）は、近代以降、科学技術の発展に伴って発見された天体であり、そこが天体を区別する際の一つの区切りともなっています。

古い時代から使われた7つの天体は、月を幼少期として、順に青年期、中年期、老年期などの変遷として観ていくことができるため、人の一生になぞられ、人の活動における基本的な要素としてみなされます。またトランスサタニアンの3天体は、近代化による社会の変化、霊的観点の発達などと関連し、人の精神的な成長や個人の枠を超えたテーマに関連づけられています。

アスペクトについて

アスペクトは天体同士が特定の角度で配置されたときに起こるもので、**互いに影響を与え合う関係性を示す**ものです。また角度によって関係性の性質が変わってきますが、置かれた天体のサイン・ハウスを読み取っていくことで詳細な関係性が明らかになってきます。天体に対してはサインの影響やハウスの影響が反映されますが、アスペクトによって他の天体の働きもその性質に加味されることになるのです。

たとえば、月が乙女座で、射手座にある木星がアスペクト（90度）している場合、乙女座の月の細やかさに対して、射手座の木星のおおらかさや適当さが性格面に影響するので、自分の気になるところに関しては細やかに対応していきますが、それほど気にならない部分についてはかなりアバウトになったり、手を抜きがちになってしまう……ということになります。

このように、アスペクトは天体に対して影響を与える要素の一つですが、**特に月やアセンダント、太陽といった主要なポイントへのアスペクトは、性格や生き方などに大きな影**

響を与えるものとなります。特に月やアセンダントに対するアスペクトは、自分でもなじみすぎてあまり気づかないことが多いため、考え方の癖や行動面での習慣として、意識しにくい形でその人の中に埋め込まれることになるでしょう。

アスペクトは、天体同士の角度によってスムーズな関係（ソフトアスペクト）と難しい関係（ハードアスペクト）の二つに分けられます。スムーズなものはその天体のよい部分を影響として与え合い、難しい関係の場合は、天体や天体の置かれたサインのテーマに関して、キャパシティーを超えるものを影響し合うことになるため、突発的に表れたり、抑圧的に働くことなどもあるでしょう。

またアスペクトする天体について、天体ごとに影響の形は違ってきます。先ほどの例では、天体同士でアスペクトを取る際に、一方の天体に対して、他方の天体の影響が入り込むことになります。それがその天体の持つ素養を十分に生かす、よい形の影響であれば、影響を受け取る天体の働きはよりよいものになります。しかし天体の力が未熟だったり、また角度として厳しい要素を持つ場合（この場合、影響を与え合う天体のエレメントの組み合わせは、折り合いをつけにくい状態であることが多くなります）、影響を受け取る天体に対

アスペクトの種類と意味

	名称	傾向	意味
0度	コンジャンクション	ソフト＆ハード	天体が重なる状態　サインやハウスのテーマについて、よくも悪くも影響が強く出やすい
180度	オポジション	ハード	呼び合うエレメント同士（火と風、土と水）で起こる関係　足りないものを補い合う関係だが最初は反発が強い　また他者性という意味もあり、他人を通じて、影響が出ることも多い
120度	トライン	ソフト	同じエレメントで起こる関係　お互いの伸び伸びと楽しめる関係　時には甘やかしやマンネリにもなりやすい　スムーズに発揮できるが自分としては当たり前のこととして自覚しづらい
90度	スクエア	ハード	同じ三区分で起こる関係　行動パターンが同じでもエレメントの違いから反発したり、また片方の天体のキャパシティーを越えたテーマを突きつけることも
60度	セクスタイル	ソフト	呼び合うエレメント同士（火と風、土と水）で起こるよい関係。足りないものを補い合いつつ調和的に働く、他者と関わりつつリズミカルに発展・進展するアスペクト

天体ごとの影響の形

		他方の天体に与える影響（加味される要素）
月	☽	親しみやすい　感情的な　大衆的な　日常的な
水星	☿	調整力がある　素早い　分析力　分析的　工夫できる　言語化できる
金星	♀	楽しい　協調的　バランス感覚のある
太陽	☉	公的な　プライドのある　輝かしい
火星	♂	行動的な　活発な　熱意のある　勢いのある　集中的な
木星	♃	受容的な　優しい　適当さ　ゆるさ
土星	♄	厳しさ　まじめさ　ルール意識　形成力のある　古い
天王星	⛢	変化的な　切断的な　一人で　自立的　未来的
海王星	♆	あいまいな　目に見えない　霊的な　夢を感じさせる
冥王星	♇	極端な　徹底的　死ぬほどの　忍耐強さ　カリスマ的な

して「悪い癖」のような形で発揮されてしまうことになりやすいでしょう。

しかし、こうした「悪い癖」は、一生そのままというわけではありません。困難なアスペクト（**ハードアスペクト**と呼ぶ）はエレメント同士の関係上、折り合いをつけることが難しく、その連携がスムーズでない場合が多いのですが、そうした状況を幾度となく乗り越え、自分なりに対応策を講じていく中で、次第に練度が上がり、よいアスペクト以上に難しい局面を乗り越えられる力として発揮できるようになるのです。

そうした意味では、占星術上「よくないアスペクト」として扱われているものの多くは、磨かれることによって、その人独自の卓越した資質として打ち出すことができるといえるでしょう。

ただ、折り合いをつけることが難しい天体同士の調整について、はじめの頃は、それに振りまわされたり、不必要に気にしすぎたりといったことが起こりやすいかもしれません。また能動的に克服しようとする姿勢へと切り替えていくことも容易ではないため、意識や行動を自分から変えていくたいへんさもあります。

バッチ博士と7つの天体

人が生きていくことについて、人生のテーマや魂の目的があるとすれば、現実を生きている私たちは、そうした目に見えない領域にあるものを容易にとらえることはできません。魂が実現していこうとするテーマについて、先が見えない分、確信を持ってそれに取り組むことはなかなか難しいでしょう。しかし、難しいなりにも潜在的な可能性は存在すると考えると、魂の本質に向かっていくことで可能性も開花していくのかもしれません。

こうした可能性を高次の特性も含め、すべて発揮していくことができれば、真の幸福に導かれていくと、バッチ博士は考えました。しかし表に現れていない高い特質を適切に発揮していくことは、明らかになっていない分、難しいことともいえます。

場合によっては、本人の成長度合いやキャパシティでは受け止めきれないものもあり、不完全な形や否定的な形で発揮されがちでしょう。

たとえば、ルールを意識して大人としてふるまうというテーマであれば（占星術では土星に関連しますが）、若いうちはそれに照らし合わせたときに、未熟な自分が浮かび上がってくることもあります。そうしたことに対してうっとうしく思ったり、反発を覚えることも多いようです。

こうした高い特質と、それは対照的に出てくる否定的なあり方を、バッチ氏は7つの美徳、7つの大罪としてとらえました。そしてまたそれらは7つの天体と結びついていたようです。

キリスト教における7つの大罪と内容が違っているのは、基本的な指針として7つの天体と結びつけて考えていくことが前提としてあったためかもしれません。

月から土星までの7つの天体は、人における基本要素です。人を構成する7つのテーマとして、その人格や資質を作り上げています。しかしそれらをよい形で発揮するか、悪い部分が目立つようなことになってしまうのかは、その人

7つの大罪	天体	7つの美徳
高慢	太陽	確信
冷酷	土星	誠実
憎しみ	火星	勇気
自己愛	金星	喜び
無知	水星	知恵
不安定	月	充実感
貪欲	木星	優しさ

次第ともいえるでしょう。

それは本人の努力……というよりも、天体があるサインやハウス次第で、よい形で使いやすかったり、また少し癖のある使い方をしたり、なかなかよい面を発揮しづらかったりということもあります。さらに、ある天体はよい形で発揮できても、別の天体はそうではない……などもあるでしょう。

すべての天体を徳の高い形で使うことができれば、魂のアウトラインに沿ったその人自身の可能性を引き出すことができるのです。また７ヘルパーズといわれる７本のエッセンスが、人の可能性を引き出す手伝いをするものとして世に送り出されたことには、感慨深いものがあります。

７つの天体のうち、月は性格的なところを表すこともあるため、月に対してアスペクトを取る天体がうまく力を発揮できていないと、性格面によりわかりやすく表れることも多いようです。そうした意味もあり、月に対してアスペクトを取る天体のエッセンスを使用することも、その人の感情を整え、心理的な安定度を高めていくものともなるでしょう（アスペクトの項を参照してください）。

セカンド19と天体

セカンド19といわれるエッセンスグループは魂の成長のためのエッセンスとされていることは、12サインとセカンド19でもお話しました。前述のとおり、19本＝12本（12サイン）＋7本（7天体）という形で構成されています。セカンド19のうちの残りの7本は7つの天体と結びつけられていますが、時期的な影響により、天体自体が弱ったり、急に増強されたりすることにより、バランスを崩してしまう場合に使用されるものです。

ただ時期的な影響によって起こる天体の働きの変化は、単に天体の働きが悪くなる形で表れることもあります。しかし、それと拮抗した働きを持つ天体的な影響として出てくる場合もあり、複雑な出方をすることが多いでしょう。

これは17世紀の占星術師であり、ハーバリストであった、ニコラス・カルペパーの著述にもあります。天体には反対のする働きを持つもの同士があり、常にその力が拮抗しているというのです。たとえば、金星は楽しみやバランス感覚にまつわる天体ですが、それと拮抗する働きを持つのが火星です。火星は集中力や行動力など、バランスを欠いた集約的な働きを主に持ち、両者は常に綱引きの綱を引っ張り合っているような関係を持つといわれます。

このような状況に対して、時期的な変化として片方の働きが弱ってしまった場合、もう一方がことさら強く出るような形で表現されてくるということです。金星が弱ったときに他者との調和を保つ力も弱くなり、拮抗する天体である火星が相対的に強く出ることになります。それが嫉妬や怒りという形で出てくるのです。

時期的な変化の影響により両者の均衡が崩れることになりますが、弱くなった方を強化することで、バランスは回復します。すると、さらによいエネルギー循環が行われるよう促してくれます。結果的に、その時期における問題や課題を乗り越える力を与えてくれるものと考えられるでしょう。

10の天体とフラワーエッセンス

ここでは10個の天体（7つ＋3つ）の解説と、それぞれの天体に関連したエッセンスを紹介していきます。エッセンスの紹介については月から土星までになりますが、残りの3天体については、基本的な機能について記述していきます。

またトランジットなど時期的な影響を与える側としても、天体それぞれの影響の形が表れてきますので、そのあたりも書いていきます。ただ、トランジットとしてやってきた天体のすべてが大きな影響を与えるわけではないため、それなり影響のあるものや、大きく影響する天体（木星・土星・天王星・海王星・冥王星）のみ、影響の出方を記載しました。

さらに年齢域は特にその天体が発達してくる時期であり、その天体を活発に使いつつ、天体自体への成長を促していきます。また天体が難しい配置（サインやアスペクトなど）にある場合、天体の年齢域の時期に問題が発生したり、また問題を解決していくような流れになっていくことも多いでしょう。特定の年齢域のときにそれに関したフラワーエッセンスを用いることもあります。

月

性格、感情、基本的な感情パターン
年齢域：０〜７歳

月は個人の性格や感情傾向に関連した天体です。０〜７歳の期間に発達していきますが、その中で周囲のあり方を無意識に吸収し、吸収したものに沿って、基本的な感情の反応パターンが形成されていきます。月の光は、太陽の光を受け止め、そして反射したものを、私たちは見ています。受け止めることやそこから光を発することから、環境的に受け止めたものを感情的なパターンとして発していくというわけです。

また幼少期に、親に守られた環境で育まれた安全感覚が示されていることもあります。その人なりの安心の形が示されているのです。安心した場で人は気持ちを緩め、リラックスすることができるため、月の置かれているサインやハウス、アスペクトする天体は、リラックスできるシチュエーションを示しています。それはヒーリングやセラピーなどで、重要な感受点です。サインやハウス、アスペクトする天体は人それぞれ違いますから、リラックスできる状況や癒やしの形は人それぞれに違う……ということもわかるでしょう。

さらに月のサイン（ハウスも）に関連したエッセンスは、その人の気力や体力などが低下していたり、気分的にすぐれない場合に出やすい傾向が指標として示されています。ある意味、月の状態がぶれたときに出てくる傾向とみなすことができますし、またそれに対応し、心身を整えるエッセンスと考えることができるでしょう。

安心や安全は、自分の身体を守ることであるため、特に医療占星術では身体との関わりがあるとみなされています。幼少期に育まれる要素として、生活習慣も関連しますが、そこには自分の肉体のメンテナンス要素も含まれます。

ただ、月が肉体という物質そのものに関わるというよりも、肉体があるという感覚や肉体を形成するエネルギー的なテンプレートに近いものかもしれません。そのため、月に対してアスペクトを取るような天体がある場合、性格や感情面にも影響するのと同時に、その天体にまつわる身体部位に関連した影響が出やすいということもあるのです。

その影響はよいものとして出る場合もあれば、本人にとって負担になる形で出る場合もあります。ただ負担になるようなものであっても、失敗やトラブルの中で自分なりに使い方を工夫していきながら、特別な技能として身に着けていくこともあります。必ずしも乗り越えられないものではありません。

7ヘルパーズの月以外の天体のエッセンスは、天体ごとのテーマが難しい形で表れた際、それを乗り越えるサポートをしてくれるエッセンスでもあります。そして天体の働きを調整することから、月を整え、安定させてくれるでしょう。またトランジットなど時期的な影響として、その天体の働きが変化し、月の許容量を超えた際に、セカンド19の天体関連のエッセンスを使用することもできるでしょう。

さて、太陽がこの世での目的（太陽の項目を参照してください）を表すものとすると、月はそれを日常の中で積み重ねて達成していきます。肉体を持って現実の中で活動していくのが月でもあるので、太陽にとっても月は重要な天体です。

しかし月は、安全感覚や身体性に関わるため、月が優位に出すぎると身のまわりの安全確保を重視し、目的もなく安心への欲求を満たそうとする傾向が出始めます。生きているけれどハリがないという感覚は、太陽の要素を人生の中で発揮できないときに起こることでもあるのです。そうした場合は太陽意識にスイッチを入れる必要があります。

また月にまつわる受動性が強すぎると、どんなことでも外界の要素（他者や外側の状況）が原因であるとすることから、被害者意識が高まることも多いかもしれません。こうしたときも太陽にスイッチを入れ、能動性や自発性からくる自分の行動に対する自覚を促す必要があるといえます（ウィロウを参照）。

月にまつわるフラワーエッセンス

オリーブ（7ヘルパーズ）

オリーブは身体が疲弊していたり、疲れきっているときに使用されるエッセンスです。医療占星術において身体に関連している月と結びつくと考えられています。

身体が疲れきる……ということは、どういったことから起こるかを考えてみてください。まず第一に、休みがきちんととれていないということから発生します。忙しくて休みがとれない、いろいろ考えることがあって寝つけない……など、身体を休め、回復させるということがうまくまわっていないことから起こると考えられるでしょう。

身体を休ませて回復させる仕組みは、寝ている最中に新陳代謝が促され、修復されていくことによるものですが、夜という時間帯も月に関連しているため（昼は太陽）、二重の意味で月との関連が示唆されます。

第二に、意識が月よりも太陽中心になりすぎていることからも、こうしたことは起こりやすいでしょう。太陽に関連した公的な活動ばかり注視しすぎ、月にまつわる休息や身体の回復、素の自分に戻ってリラックスすることを失念することからも起こりがちです。

第三に、月という天体が安心を求めすぎることからも起こります。何かを頑張ったら安心できる状況にたどり着けるはず……と、がむしゃらに頑張ってしまい、結果的にいつまでたっても落ち着くことができず、疲弊していくことになるのです。

オリーブはこの状態に対して、月に意識を向けるよう促し、身体の状況を確認し、休みをとる必要性を自覚させてくれます。人生の目的を示す太陽を目的地とし、月をそこに向かわせる車（肉体）と考えると、目的地にたどり着こうとしても、車のメンテナンスがきちんとされていなければ、たどり着けません。オリーブは身体のことも（意識に入れつつ）、人生の目的に向かうことの大切さを自覚させてくれるエッセンスともいえます。

また先々の安心ではなく、地に足をつけ、今ここに安心と充足があることを感じさせてくれるため、休みをあとまわしにする感覚も消えていくでしょう。聖書にあるノアの箱舟の逸話で、ハトが運んできたオリーブは大地があることを示すものでした。それは人が地に足をつけることができる安全な場所であるという象徴であり、エッセンスのオリーブの働きと呼応するように感じられます。

月にまつわるフラワーエッセンス

スターオブベツレヘム（セカンド19）

スターオブベツレヘムは肉体的・感情的・精神的なショックやトラウマを癒やすエッセンスであるといわれています。

何かショックな出来事が起こったとき、それを受け止められるかどうかは経験や内面の状態、また肉体の状態次第です。人として十分に成熟している場合、起こったことを客観的にとらえて分析し、自分なりに納得できる形で受け止め、衝撃を昇華することができるでしょう。しかし、受け止めることが難しい場合、そのまま受け止めるのではなく、ショックを和らげるために一度記憶を封じたり、麻痺させたりするようです。それは想定外のことから心身を守ろうとする月の作用でもあります。意識しにくい形で保持されたショックやトラウマは、全く影響がないというわけではなく、何らかの形でゆがみとして残ることになります。

それはただ単に意識しにくい形で残しているというわけではなく、状況を受け止められるような心理的、肉体的な状態になるまで寝かせておくという状態に近いかもしれません。ある程度、心身が安定し、受け止められるよう準備が整った頃合いに、そのふたが開くことになります。本人にとってはつらいものになりうるのと同時に、溜めて来たもの少しずつ昇華する機会でもあると考えられます。そして単に受け止めるだけなく、落ち着いた環境でそれらを理性的に判断し、時間をかけながら昇華していくことになるのでしょう。

また占星術的にはこうしたタイミングは時期的な影響と結びつくことが多いようです。スクエアなどの厳しいアスペクトからくる方向転換として、状況を改善するために発生する場合や、トラインなど調和的なアスペクトの場合でも、より安定した状態を求めて過去のトラウマやショックを解消すべく、記憶がよみがえることなどもあるでしょう。

スターオブベツレヘムはこうした状況に対して、肉体と精神と魂が適切に結びつくようバランスを取り、ゆがみを解消し、心に残る傷を癒やしてくれるエッセンスです。また過去のものもちろんですが、実際に何か起こったすぐその場で使うことも可能です。

そうした場合にも、ショック状態から素早く意識を今ここに引き戻し、内的な調和を取り戻して、回復へと向かわせてくれるでしょう。こうした働きは、スターオブベツレヘムが緊急用のエッセンスであるレスキューレメディやファイブフラワーレメディと呼ばれる、5種類のエッセンスがブレンドされたコンビネーションエッセンスに加えられている重要なポイントとも考えられそうです。

水星

工夫する力、状況処理能力、知性、コミュニケーション力
年齢域：7～15歳

水星はその人に中にある知的な力や適応力にまつわる天体です。

何かを実行する際、目的に沿って物事を判断し、実現していくための力であり、目的を達成に導くために工夫していく力ともいえます。たとえば、目的達成のために、何かを作ったり、そのためにお金の計算をしたり……ということも水星の範疇《はんちゅう》です。

相手と交渉する場合にはコミュニケーション力として発揮されていくでしょう。目的に向かう際に、情報を集め、整理し、段取りを組み立て、何かを製作し、人と交渉し……と、そこに至るまでに必要とされることを、水星が幅広くまかなっているのです。

年齢域は7～15歳で、学童期～中学生頃にあたりますが、この頃に基礎的な知力や処理能力を身に着けていきます。それらは大人になってから、人とコミュニケーションをとったり、事務作業をしたり、状況を読み取ったり……という形で活かされていきます。水星は大人になっても磨いていける天体ともいわれており、積極的に使えば使うほど磨かれていく要素であるともいえるでしょう。

古い時代には記憶力に関連する天体といわれていました。記憶そのものについては月と関連し、記憶の内容については月が絡みますが、記憶を状況に応じて適切に利用する力は水星の力次第となります。

またどんな特性があるかについては水星のサインで変わってきます。火の水星はプレゼンテーションなど人にアピールする力と、トライ＆エラーで実行していく力が優れています。土の水星は物を作ったり、データを整理したりする現実的な処理能力、風の水星は情報収集やコミュニケーション能力、水の水星は感受性からくる判断力と相手のニーズを読む力が高いでしょう。

水星にまつわるフラワーエッセンス
ロックウォーター（7ヘルパーズ）

ロックウォーターは理想のあり方を求めすぎ、自分自身を抑圧するような状況に陥るような場合に使用されるエッセンスです。

たとえば情報は、世の中に伝搬しているさまざまな知識をベースに作り上げられています。そのとき、理想的なあり方が正しいかどうかについて、たいていはどこか整合性がとれないものや、別の側面から見ると正しくないものであることが多いでしょう。

さらに、健康などについて正しい栄養や食事といった理論があったとしても、それが実際に自分の体に合っているかは別の話になります。それを無視して理論を優先すると、身体の声という情報に耳を傾けていないことになります。

水星の本質として、さまざまな要素を考慮しつつ、それを取りまとめていく働きがあります。さまざまな要素を取り入れることができず、特定の事柄を押し通すこと自体、すでに水星の働きとしてバランスがとれず、偏りが生まれているといえるでしょう。

ロックウォーターのエッセンスはさまざまな情報を統合し、水が自然に流れるようにそれを活用し、バランスを回復させてくれるものです。身のまわりの情報だけではなく、身体の声はもちろん、直感的なものや無意識領域から上がってきた要素なども拾いながら、判断に結びつけていくよう促してくれるでしょう。

また知性にまつわる風のサインに月や水星があったり、こだわりに関連しやすい不動宮に月や水星がある場合で、前記のような状況に陥っている場合も使用することが可能です。

水星にまつわるフラワーエッセンス
チェストナットバット（セカンド19）

チェストナットバットは同じ失敗を繰り返したり、経験から何かを学ぶことが困難な人に用いられるエッセンスとされています。学習能力と物事の具体化に関連しますが、それらは水星に関連する要素と一致します。

失敗したときに、次はうまく回避しようとしたり、修正したりすることで物事を実現していく力を高めていきます。そのとき、水星に関連した分析する力や細やかに調整する力を使いながら、修正は行われていきます。

また間違いに気づくことそのものも水星にまつわる力であり、間違ったという認識が生まれることによって、修正へと動いていくことになります。ちょっとしたことでも、人生における大きな問題でも、どんなことでも気づくことから始まります。問題に気づくこと……その気づきから対応しようとする意識が、心の中に芽生えてくるのです。

しかし、状況を客観的に見ることができなかったり、判断力が落ちていたりする場合、思ったように修正されることは難しいかもしれません。人の成長は、失敗を経験し、修正し、自分なりに工夫して乗り越えることでなされていきます。同じ失敗を繰り返すということの中に、成長への困難さが潜んでいるといえるかもしれません。

チェストナットバットは水星的な要素を刺激しつつ、重要なことに目を向け、それに気づくことができる力をもたらし、対応する能力を引き出してくれます。

特に時期的な変化としてトランジットの影響がもたらされるようなとき、今までと同じような対処の仕方では物事への対応ができないことがしばしば起こります。それは今までとは違う視点で見ることを求められていて、それまでとは違う発想方法、対応方法、意識の使い方をしなければならない時期が訪れているということもあります。こうした状況に対して、チェストナットバットは意識を切り替え、違う視点から物事を見るようサポートし、難局を乗り越えていくための道筋を見出せるよう支えてくれるでしょう。

また、ネイタル水星に対して海王星がアスペクトしていたり、海王星をルーラーとする魚座に水星がある場合にもおすすめです。夢や幻想に関連する海王星が水星に影響する場合、認識や認知が混乱しやすいといわれます。その一方で、目に見えないものに対する感性や霊的な気づきなども多いようです。そのような状態に対して、適切な判断力と気づきを活用できるように働きかけてくれるでしょう。

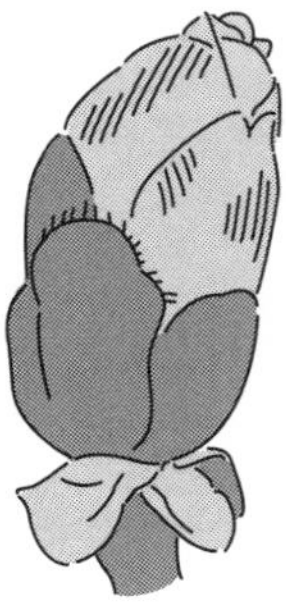
チェストナットバット

金星

バランス力、美的センス
対人センス、物事の楽しみ方
年齢域：15～25歳

金星は物事を楽しむ力やバランス性に関連した天体といわれています。年齢域は思春期から青年期にかけた時期にあたりますが、この時期に感受性の基本的なパターンを形成して行くことにより、情感が豊かになります。芸術に感動したり、自分周辺のことに関して想いを広げていくことになるのです。

性的な成熟に関する時期でもありますから、恋愛に熱中することなどもあるでしょう。水星の時期には水星的に切り分けながら世界を見ていきましたが、この時期はムードや感覚といったものから、包括的に受け止めることで、世界を知る力が高まっていくともいえそうです。

また芸術的なことや人との関わりにおいてバランス性は重要なことです。甘い食べ物でも、砂糖がふんだんに入ってさえいれば美味しいというわけではありません。それと一緒で、食感や香りなどさまざまな要素がバランスよく構成されていることによって、美味しさとして感じられるものです。芸術や食などにおける内在するバランス性や、人との関係における外界との相互性としてのバランス性などとして、金星はあらゆるところで活動している天体としてみることができるでしょう。

どんなものを楽しみ、センスを発揮するかは金星のサイン次第です。火のサインの金星は自分の意欲や好きなものを楽しみ、土のサインは物品や身体感覚に基づく美的センスが高いでしょう。また風のサインの対人センスの高さは素晴らしいものがありますし、水のサインは人と心の交流を楽しみ、丁寧に人との関係を作り上げていくでしょう。

金星にまつわるフラワーエッセンス

ヘザー（7ヘルパーズ）

ヘザーは、関わり方が一方的になってしまっているときに使用されるエッセンスです。相手と対話する際に、相手の話を聞かず、自分の話ばかりしているようなときに使われるといわれます。こうした一方通行のコミュニケーションのあり方は、金星がバランスを崩しているときにも表れやすい状態でもあります。

金星の基本的な働きは相互性にあります。相手とのバランスをとるということは、相互的なやり取りから人と関わる楽しさも生まれてくるものです。そこには自分に対する愛情とともに、相手に対する愛情があるからこそ、自分が話して相手の話も受け入れ、相互的にやり取りしていくことになります。

一方的に話をするということに関して、自己愛の範疇として行われることがありますが、自己愛そのものも大切なものでもあります。淋しさを感じ、誰かにそばにいてほしい気持ちから、そのように一方的になることもあるでしょう。

ただ、相手にも話したいことがあることに思い至らず、自分の話ばかりになると、相手もうんざりして距離を置くことになり、さらに孤独を募らせることになってしまいます。

ヘザーは自分の言葉を投げつけるだけではなく、相手の話をキャッチし、相互的にやり取り合うことで、本当の楽しさが生まれることに気づかせてくれるエッセンスです。対人的なバランス性を意識させるので、孤独なども次第に解消されていくことが多いでしょう。

また金星期（15～25歳）においても重要なエッセンスと考えられます。思春期にあたるこの時期において、人と心を通わせ合うような関係の作り方を学んでいく際に、大きな手助けになってくれるはずです。

さらに愛情のあり方が一方的になりやすい火のサインの金星などの場合に、ヘザーを使用することもおすすめです。

金星にまつわるフラワーエッセンス

ホリー（セカンド19）

ホリーは嫉妬や嫌悪感、また怒りから、攻撃的になる傾向に対して用いられるエッセンスです。そして愛というテーマに深く関わるエッセンスであるとされています。

愛について関連の深い天体である金星にまつわるエッセンスであり、それについて「セカンド19と天体」の項目でもお話しましたが、拮抗する天体（火星）とのバランス性が変化することにより、嫉妬や嫌悪感という形で表れてくるのです。金星と火星は常に引きあう関係を持ちますが、時期的な影響によって金星が弱くなり、相対的に火星的な要素が強く出てくることになります。結果的に火星に示されるような怒りや反抗的な態度、嫉妬などとして表れてくることになるのです。

こうした状態のときにホリーのエッセンスを使用することで、金星が回復し、愛情あるやり取りや、相手との関係を楽しむことに対する比重が高くなっていきます。結果的に、嫉妬や怒りといった感情が緩和されていくようです。

時期的な変化において、一時的に金星のあり方が変化します。その結果周囲の人たちとの関係において、愛情の形が変わるようなとき、場合によっては金星の揺らぎが火星的な要素の揺らぎとして出てきて、嫉妬や怒りといった形で変化が表れることがあります。

　時期的な影響として、人生の節目となる出来事により、立場が変わったり、愛着のある人物との間に距離が生まれるようなことが起こるようなとき（たとえば、２人目の子どもが生まれたときの上の子の嫉妬など）に使います。その人の中にある愛がゆるぎないものであることを示し、火星にまつわるつらい感情や心境をやわらげてくれるでしょう。

　個人的な愛情のあり方の変化だけではなく、より大きな愛につながるような成長段階においても必要とされるエッセンスです。霊的な成長につながる道を歩む過程で、より大きな愛に触れる際、愛に関するそれまでの認識を変えることになります。そこから混乱や感情の乱れ、またそれに伴って嫉妬や怒りなどが浮かび上がるかもしれません。こうした状態に対しても、ホリーは愛における新たなバランスポイントを見出せるようサポートし、より大きな愛が自らとともにあることを気づかせてくれるでしょう。

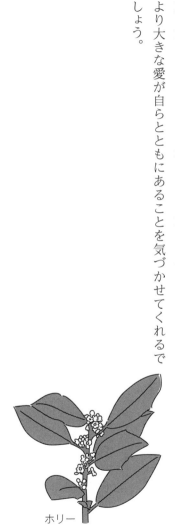

ホリー

太陽

人生の方向性、生きる目的、魂の目的
年齢域：25～35歳

太陽は人生のテーマや、人生上の長期的な目的を表し、またそこからその人自身の人生や生き方が表れます。ホロスコープの中でも主役というべき天体で、その人の魂の目的を示すものでもあります。太陽のあるサインやハウス、アスペクトから示される太陽のテーマと積極的に関わり、自分なりの足取りで歩む中で、大きな充実感を得られることが多いでしょう。

充実感を覚えたり、大きな手ごたえを感じる活動にエネルギーを注いでいきながら、自身の中の太陽を育てていくことになります。太陽自体は外に向けて光を放つ天体であるため、ただ単に自分の内側で育てるというよりも、外側に発揮していくことも必要とされます。そのため、太陽は「公的な顔」と呼ばれ、公的な場で活動する際のアイデンティティのよりどころとされるのでしょう（ちなみに「私的な顔」は月です）。

太陽の年齢域は25～35歳ですが、この頃に社会に出て自らの力で人生を切り開き始めま

す。その中で生き方も、受動的なものから能動的なものへと変化していきます。そして公的な活動の中で太陽の力を試していくことで、その人自身の太陽の力を高めていくことになるでしょう。また太陽期にあたる時期の活動において、自分の人生について考え、生きる目的としての活動を見出していきます。

物質的・環境的に恵まれていても、魂の目的としての活動に携わることができない場合、何か気力が出なかったり、失意のまま日々を過ごすことになるかもしれません。しかし発揮のしやすさは人それぞれで、太陽のあるサインやハウス、アスペクトする天体次第でその難しさは変わってきます。あまり難しくないハウスやアスペクトで構成されていれば、比較的容易な人生コースになりますし、また難しいアスペクトが多々あるような場合なら、難易度はぐっと上がっていきます。

しかしそうした場合でも、自分の魂に沿って生きていけないわけではありません。少し難しいテーマを持っていると、達成のためにさまざまな技能や力を身に着けていく必要があるため、他の人よりも時間がかかることになるようです。イージーコースに見えていても、時期的な変化としてやってきた天体の影響を強く受け、右往左往するということもあります。ちなみに難易度の高いテーマを持つ人の場合、日ごろから筋トレなどで自分を鍛えているようなものですので、こうした外的な影響に対しては比較的強いことが多いでしょう。

太陽にまつわるフラワーエッセンス

ゴース（7ヘルパーズ）

ゴースのエッセンスは、希望を失い、何をしてもむだと思えるようなときに使用されるエッセンスといわれます。また人生の本質や本当の目的に、意識を向けるように促すエッセンスでもあります。

人は、人生の先々に希望を見出せなくなったとき、絶望的な感覚に陥ってしまうことがあります。たとえば、進もうと思っていた進路が難しくなった、病気やけがなどで歩みたい人生コースからそれてしまったなど……。ゴースはこうしたときに希望を持てるように気力を回復させる……だけではなく、本当の人生のあり方や魂の目的に意識を合わせるよう促し、あらたに生きる希望を見出すよう働きかけるのです。

人生の本質は、簡単に見えてくるものではありません。それは闇の中を模索しながら不確かな道を歩む中で、さまざまな経験や体験を通して次第に確信していくようなものです。

しかし、自分の思っている人生のあり方に対してこだわりが強かったり、意識を集中させすぎていると、自分の思い描くものと外れてしまったという感覚から希望を失うことになります。そこから外れた要因が、真の目的にまつわるルートに乗るというタイミングで起こりやすいでしょう。人格レベルで目指していた目的と、本当に用意されたその人の運命との間の落差からこうしたことが発生し、希望を失うということになりうるのです。

ゴースは意識を広げ、こうしたことも含めての人生であることを確認させ、本質的な目的に気づけるようサポートしてくれるエッセンスです。ゴースの花は鮮やかな黄色ですが、黄色は太陽の象徴と結びつく色でもあります。その人の人生意識に光を充填し、自らが光を発し、人生を能動的に歩んでいけるよう支えてくれるでしょう。また人生の本当の目的に付随した自己認識を促し、それにまつわる活動を積み重ねるエネルギーをもたらし、自分の人生における自信をつけさせてくれるのです。

太陽にまつわるフラワーエッセンス
ウィロウ（セカンド19）

ウィロウは被害者であるように感じられたり、それに伴って怒りが出てくるようなときや、不公平さに不満が高まるようなときに使用するエッセンスとされています。理不尽な出来事から、自分が犠牲者であるように感じられることは誰にでもあります。そうした意識が強くなりすぎると、その怒りで自分自身を傷つけることになってしまいます。

ウィロウは太陽と関係のあるエッセンスであると考えられますが、太陽そのものというよりも太陽と月との拮抗した関係性が影響として出てくるものでもあります（セカンド19と天体の項を参照）。太陽は能動性や主体性に関連し、月は受動性と客体性に関連していますが、月の受動性は単に物事を受け止めるということだけではありません。何か起こった際に外側に原因があるとし、それを受け止めるスタンスとも言い換えることができます。

たとえば、月の年齢域の時期とされる幼少期において、何か失敗が起こった際に「ママのせい！」と親のせいにするような言動が見られます。大きな物事の決定権は親側にあることから、その責任が親側にあると感じられるからかもしれません。何かを被る、被害を受けるということは、月における受動性にまつわる感覚ともいえます。そのため、太陽が未発達な場合や、太陽の働きが低下したり変化が起こったりするときに、月における「何かを被る」感覚が強く出てくるのでしょう。

時期的な変化においてこうしたことは起こりやすくなります。特にトランジットの土星〜冥王星の天体が太陽に影響を与えるようなときに、太陽が示す公的な活動に関するトラブルが起こったり、人生の方向性を変えなければならないような出来事が多いかもしれません。抗えない運命の流れに対して受動的な立場で受け止めることによって、被害者的な気持ちは生まれやすいといえるでしょう。

ウィロウはこうした状況に置かれ、被害者的な気持ちが強くなってきたときに、太陽の力を回復させ、人生を自分のものとして認識を芽生えさせ、自分なりの生き方としてとらえていくよう意識の転換を引き出してくれるようです。

また一時的な太陽への影響ではなく、太陽をあまり使っていない生き方をしている場合（自分なりに積極的に人生を切り開く行為がなされない場合）でも、月のような受動的な姿勢が強く出ることによって、慢性的に被害者意識や他罰的な傾向がみられることもあります。このような状況においてもウィロウを使うことにより、太陽にスイッチを入れ、能動性を発動させます。自分が人生の犠牲者ではなく、自らの運命を作り上げることができる者として認識できるようサポートしてくれるでしょう。

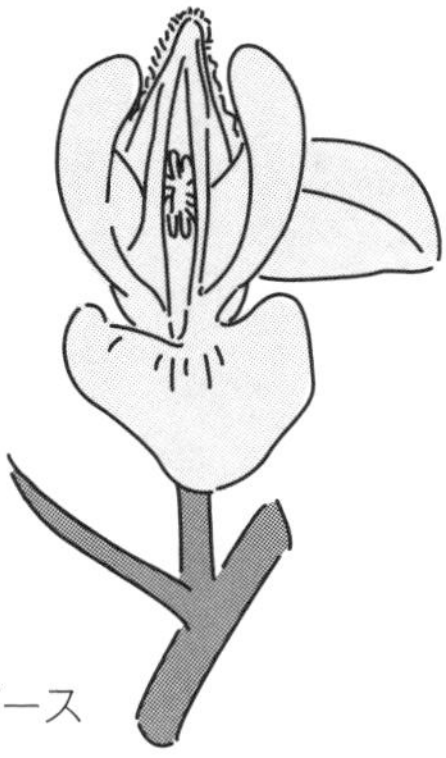

ゴース

火星

行動力、集中力、競争力
年齢域：35〜45歳

火星は行動力や集中力に関連し、人と差をつける力にまつわる天体です。年齢域としては太陽の年齢域の次にあたり、人生の目的としての太陽を確認したあと、さらにそれを外側に積極的に押し出していき、人と差をつけようと積極的に活動していきます。

勝ち負けや競争に関わりやすい天体ともいわれますが、多少他者を押しのけてでも、自分の魂の目的としての活動を社会に打ち出していきたいという意欲もあります。結果的に、行き過ぎた行動をして人とぶつかったりしながら、時には窮地に陥ることなどもあるでしょう。場合によっては、負けて悔しい想いをすることもあるのですが、それによって、火星の力をコントロールし、適切に力を発揮していくことになるのです。

火星の力をコントロールするということは、火星を押さえつけるということではありません。車の運転にたとえると、目的に向かうために適切に運転し、目的地にたどり着くということでもあります。ゴールにたどり着くよう、適切にハンドルを操作し、アクセルを踏んでスピードを上げたり、信号などで待ったり、時には迂回路を選んだり、状況を読んで待つ……などであり、それを身につけていくことで、着実に目的を達成することができるようになるでしょう。

内的に火星を活用する際、何かに集中したり、没頭したり、特定の事柄に肩入れするような姿勢として表れます。外向的に使う場合も内向的に使う場合も、共通して「偏り」というテーマが関連し、それは金星が持つテーマである「バランス」と対照的といえます。

金星と火星は、カルペパーによるとアンチパシック（反感的）な天体とされていて、逆のベクトルの働きを持つ天体としてみなすことができます。このため、火星が強すぎると、人とお互いのあり方を受け止め、協調していくことが難しくなったり、逆に金星が強すぎると、調和重視で必要なときに戦うことができないことなどあるようです。

火星にまつわるフラワーエッセンス

ヴァイン（バイン）（７ヘルパーズ）

ヴァインは人を支配しがちな人のためのエッセンスといわれています。支配とは、相手を思いどおりに動かしたり、自分のやり方でコントロールしていくことです。

こうしたことは火星をうまく発揮できなかったり、火星のコントロールがうまくいっていない状態で起こりやすいかもしれません。自分の決断や行動が周囲に認められたり、行動した結果がよい流れにつながっていくなど、火星をさまざまな場面でよい形で発揮できている場合、このようなことはあまり出てこないでしょう。

太陽の目的を社会に押し出すための火星を、支配という形で安易に代替しているともいえるかもしれません。それは現在の縦社会において、多くの人に起こりうることです。ただそれを人に向けなくとも、自分なりに研鑽して、火星を発揮できる場を地道に作っていくことでも解消されることでもあります。

また火星の年齢域は社会で自分のあり方を押し出す時期であるのと同時に、子育ての世代でもあります。立場的、肉体的、思考的に親の方が優位であることから、親が思う「正しさ」を子どもに押しつけることも多々見られるでしょう。

それは親側が思う「正しさ」であって、子どもにとって真に正しいことかどうかはまた別の問題です。そしてそれは子ども自身が自分で火星を使う力……自分で行動し、達成感を感じるようなことを奪ってしまうことになりうるでしょう。しかしこのようなことも多かれ少なかれ、親子間で起こりやすいことでもあるのです。

こうした状況においてヴァインを使用することで、火星を人に差し向けて支配するようなあり方から、自分を高めて十分に発揮していく方向へと意識を変えてくれます。また自分を高めるために必要な行動へと振り替えてくれるでしょう。そして高めていった力を持って、自分なりのあり方を社会に打ち出していくよう促します。

またヴァインは火星を支配星とする牡羊座や蠍座に月やそのほかの天体があり、それが問題を起こしているような場合にも使用することができるでしょう。

火星にまつわるフラワーエッセンス

ビーチ（セカンド19）

ビーチは他者に対して批判的だったり、不寛容であるようなときに使用するエッセンスです。こうした要素は少なからず誰もが持ちますが、他者に対する批判ばかりが強くなりすぎると、結果的に人が離れていくことになるでしょう。

また批判するということは、しっかりと状況を見つつ、不適切な部分を指摘することであり、客観的で具体的な判断力や思考力に基づいて行われる必要があります。

火星は人と差をつけて自分の求めるものを積極的に押し出し、目的に向かって推進させていく力ですが、そのために自分を研鑽していき、適切な行動力や瞬発力を身に付けつつ、自分を高めていくことも含まれます。また差をつけるために客観的な視点や具体的にその差を示せるような実力をつけていくことも求められるでしょう。

ただ時期的な影響などにより、そうした部分が弱くなることによって相対的に金星的な要素が強く出てくることになります（「セカンド19と天体」の項目を参照）。適切な形で金星が出てくるのではなく、火星の力の不安定さが影響した形で出てくるため、自分に対する甘さや自分の思う美しさや感性のあり方を重視し、それに閉じこもってしまうことになりやすいようです。それは心理的な防護壁のようなものであるのかもしれません。そして自分の思う正しさや美しさを基準に物事を批判してしまうことになるのでしょう。

時期的な変化の影響により、火星としての自分の優位性を示せず、差をつける力が発揮しにくいとき、またそれにより周囲から差をつけられてしまう状況に置かれたときに、むやみと人を批判し、マウンティングするような姿勢が出てきやすいかもしれません。

ビーチを使用すると、火星の力が回復し、目的を推進していく力や集中力、チャレンジ力が回復していきます。それにより他者を批判するようなことも減っていくでしょう。出生図での火星がハードアスペクトを受けていてスムーズに力を発揮できてない状態で、他者への批判が強く出るような状態のときに使うこともできます。

木星

社会的によいとされる姿勢、善意、発展性
年齢域：45～55歳

木星はその人にとっての社会における「よいもの」のイメージであり、そこから精神的な成長や発展につながるものでもあります。どういったものが社会をよりよいものにしていくのかという観念でもあり、またその観念に基づいて「よい行い」を積み重ねていくことが多いでしょう。

人に親切にするということを「よいこと」とする人もいれば、社会に貢献することを「よいこと」とする人もいます。こうしたものは木星のサインやハウス次第ではありますが、それに基づいて自然な形でよい行いを積み重ねていくことになりやすいため、その人の中に自然に蓄積された力として発揮されます。幸運の星としての一面はこうした日々のよい行いから積み重ねられたよい資質として表れてくることも関係しているのです。

ただ、「よい」活動は、自分にとっては当たり前であり、それを自然にしてしまうため、意識しづらい面もあります。意識していないけれど、自分の中で蓄積された美点……というものが木星の正体といえるかもしれません。

また木星は寛容さや受容性にまつわる要素を持ち、人のあり方や状況を受け入れる力を持ちますが、特に「よいと感じられるもの」を受け止めていこうとします。そうした意味ではよいものを受け止めつつ、自分なりにそれを蓄積していくことで成長し、社会の中でよい力として発揮し、発展していくことを支える天体とみることができるでしょう。

ただ、よいものが自分個人のキャパシティーを超えていたり、よいものは何でも受け止めることで方向性がわからなくなることなどあるため、自覚が薄い分、いつの間にか迷路に迷い込むようなことも少なからずあるようです。

時期的な影響として、トランジットの木星が出生のホロスコープの特定の天体に関わるようなとき、その天体の受容性が高まる形で力が発揮されていくことになります。また天体そのものの成長を促すことにもなるでしょう。さらにその時期に世の中で受け入れられ求められているものとして、トランジットの木星を認識することもできます。

たとえば、太陽にトランジットの木星が重なるとき、社会で求められるものと、自分が社会に向けて打ち出していた活動が合致します。急に注目されたり、ブレイクするようなこともあります。こうしたところが幸運の星とされるゆえんでもあるでしょう。

木星にまつわるフラワーエッセンス
ワイルドオート（７ヘルパーズ）

ワイルドオートは、人生に迷い、何をしてよいかわからないような状態に使用されるエッセンスといわれています。エッセンスに関連したタイプ論において、ワイルドオートに関連する人たちは豊かな才能を持っていたり、理想や願望を持っている人たちであるとされていますが、こうしたことは木星に関連するテーマでもあります。

木星は物事を受け止める要素を持ちますが、それを吸収し、外側に発揮していくため、成長や拡大にまつわる天体とされています。またさまざまなことについて素早く吸収し、うまく発揮していくことから多彩な才能を持つようにも見えるでしょう。

才能について、何か特化された形であればそれに準じた場で活かしていくことになりますが、多彩であればあるほど、どこに注力してよいかわからなくなりがちです。また理想のあり方を目指す姿勢も木星的といえます。それは自分をよりよいものにしていきたいということでもあり、成長や向上心と結びついていることといえるでしょう。

ただ、木星は増やすのは得意でも、減らすことは苦手です。そのためあれこれと夢や理想を広げて収拾がつかなくなり、人生に迷いがちになってしまいます。よりよい人生にしていこうとする試みそのものが、人生を混乱させることになってしまうということでもあります（特に太陽に対して木星がスクエアで関わるような場合、こうしたことが起こりやすいでしょう）。

ワイルドオートを使用することで、自分自身のそれまでの人生を見渡し、今までの経験について必要なものとそれほどではないものを選り分け、自分にとって本当にプラスになるものを選び取るよう促してくれます。そこから自分自身の人生に対して、すっきりと見通しを立てることもできるようになるでしょう。

ワイルドオートについて、木星が太陽や月とハードアスペクトを取っているような場合はもちろんですが、木星を支配星とするサインである射手座や魚座に太陽や月があり、何をしてよいかわからない場合にも使うことができます。

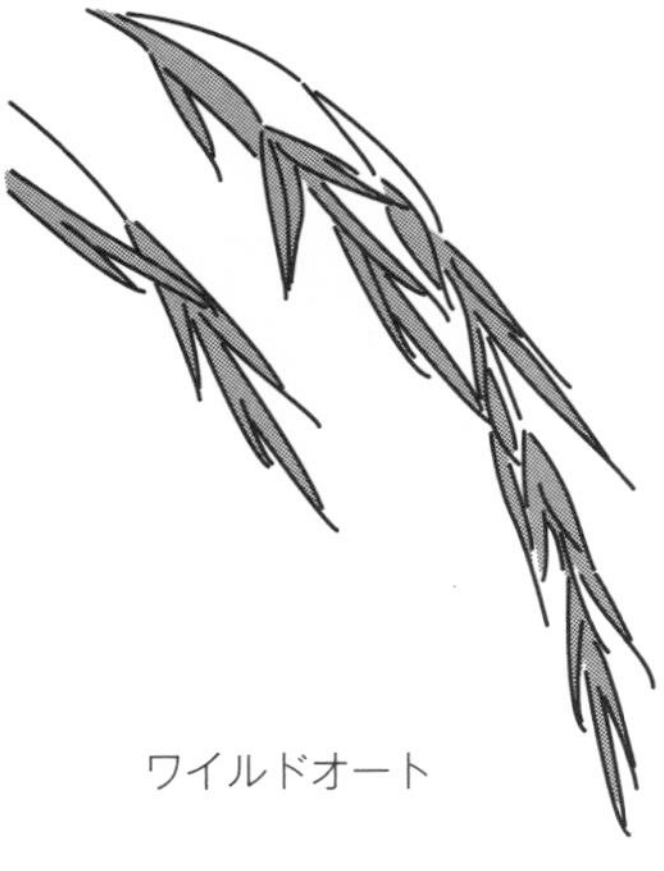

ワイルドオート

木星にまつわるフラワーエッセンス

マスタード（セカンド19）

マスタードは、理由もなくやって来るような落ち込みや憂うつな気分のときに使うエッセンスです。

落ち込みや憂うつについては古い時代から土星が関連するといわれています。出生の木星の働きが落ちてしまい、それと相対する天体である土星の働きが一時的に強く出てしまうために、こうした落ち込みが起こると考えられます。

木星は本人が感じている社会的な善の意識と関連していて、そこから社会や将来に対する希望が広がっていきます。またその希望が楽観性や寛容さやおおらかさとも結びついているものです。

しかし時期的な変化などにより、個人の木星の働きが抑えられたり、それまでのあり方とは違った働きを求められる際に、それまで「善」であると思っていたことがそうではないような体験をします。社会にとってよい行いをしているつもりだったのに、そうではないことを突きつけられるようなことがあるのです。

それと同時に楽観性やおおらかさのようなものも持ちにくくなってきます。相対的な関係を持つ土星の働きが強く表れやすいことから、憂うつな気分に覆われてしまうように感じられることが起こりがちでしょう。

特に木星は本人にとって当たり前な感覚としての「善」であるため、意識しにくいところがあります。その変化として明確に原因を意識できないことから、理由を把握できず、落ち込みが突然やって来るように感じられるようです。

マスタードのエッセンスを使用することで、木星の力が回復するとともに、自分の中の「善」の意識についてあらためて確認していくことになるでしょう。また時期的な変化に呼応しながら、自分の中の「善」をどうやって発揮していくかを調整していきます。そして、それとともに内側にある希望が力を増し、楽観性やおおらかさを回復していくようです。

木星に対する時期的な変化への対応以外にも、出生図で土星が強く働いている場合にも使うことができます。たとえば、太陽、月、アセンダントに土星が影響している場合や、土星をルーラーとするサインである山羊座や水瓶座に太陽、月、アセンダントがある場合などがあります。こうした要素が複数重なった場合、総じて、落ち込みやすかったり、憂うつな気質が出やすいでしょう。このような配置でも、木星の力を強化することによって、土星と木星のバランスに変化がもたらされ、強すぎる土星の影響を緩和することができます。

土星

ルール意識、社会における大人の姿、完成図、不足感、苦手感
年齢域：55～70歳

土星はその人にとっての社会ルールあり、その人がイメージする大人の姿でもあります。老人にたとえられることの多い天体ですが、老人が成長の頂点であり、また社会の中での完成イメージとすると、社会で活動する大人とも重複する要素としてとらえることができるでしょう。

土星というと占星術的に苦手意識や不足感が出るところといわれています。こうした感覚は、そのときどきでの自分の能力と、完成イメージを比較したときに、まだまだその域には達していない感覚から起こるものです。

まだ完成されていない自分、まだ不足の多い自分という意識が、コンプレックスという形を取る場合もあります。自分の求める到達点ではあるけれども、その結果として不足感や苦手意識として表れてきてしまうという難しい要素も備わっている天体でもあるのです。

苦手なものを遠ざけたいという気持ちは誰にでもありますが、遠ざけたつもりが何度も何度も自分の前に立ちはだかる（実際のところはそれについてどうしても目を向けてしまうために起こる）ように感じられるため、厄介さやそれに伴うプレッシャーなどとも関連づけられることも多いでしょう。

また土星に向き合っていない段階で起こりうることとして、むやみにルール意識にはまりすぎることなどもあります。自分のイメージする社会意識とも絡むため、社会的な当たり前感として自覚することが難しい要素ともいえます。大人とは、ルールとは、というところで「そういうものだ」「そうする必要があるのだ」と思い込んでしまい、それが自分自身を苦しめることもあるのです。

こうした土星にまつわる苦手意識を乗り越えるためには、そこに向き合い、ひとつひとつ完成へと積み重ねていくことがカギとなります。土星のサインやハウス、アスペクトする天体にまつわるテーマについて一つひとつ自分を磨いていくことが土星を自分のものとして獲得していくことにつながるでしょう。

かなり時間のかかることでもありますし、また納得のできる完成形にたどり着けるかという問題もあります。しかし小さな積み重ねから次第に力をつけ、自分なりに確信を得ることができるはずです。

また時期的な影響としてトランジットの土星が個人のホロスコープに影響する際、長期的な視点をもたらします。長期的な運用に不足するものを補わせたり、研鑽させたりする働きを持ちます。

たとえば、月に対してトランジットの土星が影響するような時期では、健康や生活、感情面に関する問題や不備が明らかになることが多くなります。土星がそうさせているというよりは、長期的な視点（月の場合は長期的な健康や生活の安定）を見ていったときに、悪習慣で体調を崩すような可能性があるものが浮かび上がってくる……ということになります。その時点でプレッシャーを感じたり、気分的にはあまりよくないものであっても、それが通り過ぎたあとでは、そのときに必要な動きであったことがわかることが多いようです。

土星にまつわるフラワーエッセンス
オーク（7ヘルパーズ）

オークは、限界を感じていても頑張り続けてしまう人に使用するエッセンスであるといわれています。それは一見、重い荷物を背負って頑張り続けたり、戦い続けたり、あきらめずに耐え、責任を負おうとする人として映るでしょう。

他人のために動くことも多く、人のあり方に対しても責任を感じ、それを負うということも多いでしょう。しかしその一方で、そもそもどうして責任があるのかということを考えずにそれを行使したり、また自分の問題は置き去りになっていることもあり、バランスが取れていないように見受けられます。

オークのエッセンスは土星に関連し、土星における責任感やルール意識がカギといえます。土星にまつわる「大人意識」から、大人なら義務を全うし、責任を取るべき……という意識が強くなり、自分をそうした方向に追い込んでしまうことはよく見られます。

また大人なら一人でそれを耐えるべきという発想から、人に弱みを見せられず、何かと抱え込んでしまうこともあるようです。実際、人に頼る方が適切な場合であっても、自分でやりきろうとしてしまうでしょう。

しかしそれは間違った「大人像」から来るものかもしれません。土星は社会意識やそこに働く大人としての意識が働きやすいものでもありますが、実際の大人の誰もが、みな強い責任感を持ち、完璧にふるまっているわけではありません。

個人の中で土星が形成されるベースは、より身近な大人により形作られたものであることが多く、現実の世界に則しているものでない場合も多く見られます。そうした身近なもので作り上げられたイメージが強くなりすぎると、現実の中でもそのイメージに則して動いて行かないと、社会から取りこぼされてしまうという意識が強く働くことになります。

そして、不必要に頑張り続けなければならなくなってしまうのです。

オークを使用することによって、今の自分を取り巻く現実の社会から、自分が何を求められているかに焦点が合ってきます。またそれは親や環境によって形成されたものではなく、自分なりの土星に気づくということ、自分なりの大人の姿に気づくということでもあります。そしてそこから、不要に責任感を負っている部分を自分の肩から下ろし、自分なりの大人像に向けて着実に歩みを進めていけるようサポートしてくれるでしょう。

またオークは、太陽や月に対して土星がアスペクトしている場合はもちろん、土星を支配星とするサインである山羊座や水瓶座に太陽や月を持つ人にも使用することができます。

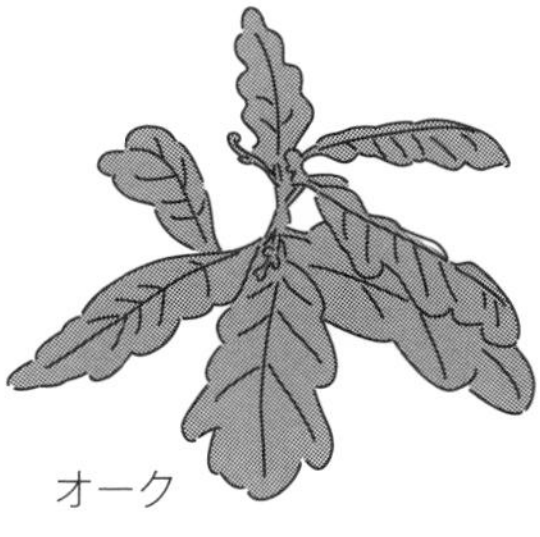
オーク

土星にまつわるフラワーエッセンス
スイートチェストナット（セカンド19）

スイートチェストナットは、もう希望が持てないし、救いもないと信じきってしまっているような絶望感に使用されるエッセンスであるとされています。それは魂の陥る状態においても最もネガティブなものに相当するでしょう。

またこうした心理状態は、明確な形で起こるわけではないため、内面的にいつの間にか追い詰められているような感覚や、なすすべもない無防備な感覚が、心の中で絶望として広がるようなことが多いかもしれません。

占星術的には土星に関連したエッセンスは、特に土星が時期的な影響から揺らいだり、それまでのあり方を変える必要がある場合に使うことができるでしょう。土星は生きるうえでのルールとなりますが、このルールを守って社会での活動を適切に行うよう促します。

若いうちは抑圧や不足感として働きやすいのですが、それと向き合い、不足を補うよう積み重ねることで、社会における大人としてふるまうことができるようになります。自分の中で社会で活動するためのルーチンを作ることにもつながります。しかしある意味それも「こうしていれば大人としてふるまえる」という固定観念の一つといえます。

さらに時期的な変化によって土星が揺さぶられたり、覆されたりすると、自分の枠組みや骨格というような部分が揺らぎ、それを変えていかなければならなくなります。別の言い方をすると、固定観念を破る時期ということにもなります。それまで頼りにしていた自分を支えるものや守るものがなくなる感覚も伴われるため、なすすべもなく、頼るもののない絶望感に満たされることになるのでしょう。

土星の変化について、土星よりも外側にあり、土星よりも影響力の大きい天体である天王星、海王星、冥王星が、時期的な影響を与えてくるようなときに起こりやすいようです。これらの天体は土星を壊すことが目的ではなく、土星に対してより長い時間感覚や広い視野、視点を意識させ、それによりそれまでの枠組みを壊し、新たな自分の指針となる枠組みを再構成するよう促すものです。

こうした天体と接点を持つことは、より上の世界（目に見えない世界など）との接点を持つことでもあります。ここでお話しした絶望感というのは、より上の世界と接するチャンスを現在の自分の許容力の中で判断しようとして、行き詰ってしまうということともいえるでしょう。

出生図の土星に対して天王星、海王星、冥王星などのトランスサタニアンの天体が影響を与える際に、特に切迫感や絶望感がない場合でもスイートチェストナットを使うことができます。また使用することによりその人の人生の枠組みに対する意識をより大きなものへと移行させてくれるはずです。

天王星

自立性、独立性、変化、改革
年齢域：70～84歳

天王星は、自立性や独立性、また物事の流れをいったん切って再確認し、変化をもたらすといわれます。近代に入って発見された天体で、ちょうど科学技術の発展著しい時期に見つかったこともあり、そのような意味が紐づけられたのでしょう。

時期的な影響として改革的な働きをするといわれていますが、いきなり変えてしまうのではありません。それまで常識とされていたことや長く続いてきたことの流れを断ち切って、再確認する働きを持っているのです。それをきっかけに変化へと歩み出すこともあれば、引き続き継続することもあります。一度見直すということが重要であり、それによって自覚が生まれたり、自分にとっての意味を再確認することなどもあるようです。

個人のホロスコープの中で、天王星のあるサインやハウスに関連する活動は、一人でやるとすっきりとリフレッシュできる活動とされています。月から土星までのように日常的に意識することはあまりないのですが、時折使うことで、自分の中の何かを再確認する機会を得たり、また違う視点で物事を見ていくきっかけになることが多いかもしれません。

海王星

霊的な要素、幻想、不特定多数とのつながり
年齢域：84歳～

海王星は夢や幻想に関連する天体といわれています。その人にとって、期待を感じられる事柄として追いかけたくなってしまうものがそこに表れます。海王星のあるサインやハウスについて、夢を感じたり、そのためになぜかエネルギーを注ぎ続けてしまったりするテーマとしてみることができます。

目に見えない無意識の領域や霊的な領域にも関連するといわれます。人の意識の根っこの部分がつながっているとされる集合無意識の領域や魂のつながり、霊的な集団性などとも関連があるでしょう。たとえば、虫の知らせのような感覚も、こうした深いところからあるつながりから、引き上げられてきたものともいえるかもしれません。

個人のホロスコープの中では、目に見えないつながりを感じるとともに、その根っこにある集合魂の目的としてのテーマに触れます。そのため、大きなエネルギーチャージが起こることも多いようです。大きなエネルギーが湧き上がってくるようなことから、どうし

てもそれを追いかけてしまう……ということにもなるのでしょう。根拠や理由のような部分が目に見えないところにあるため、なぜかわからないけれど夢を感じ、むやみに信じてしまうことから、詐欺やウソなどとも関連があるとされています。

時期的な変化としてもたらされる影響としては、混乱したり、目に見えないつながりが引き寄せられてきたり、霊的なことに興味を抱くことも起こりやすいでしょう。そのときどきの集合的な魂のテーマとして出てくるものは、土星という「当たり前の世界」を超えたものであることが多くなります。当たり前の判断で対応できることではないことにより、混乱してしまうかもしれません。しかし魂の根っこの部分に触れるような体験になることが多く、それにより大きく人生が変わることなども起こるようです。

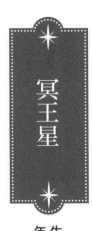

冥王星

生と死、再生力、忍耐力、カリスマ性
年齢域：死の瞬間

冥王星は生と死、死と再生を表す天体とされています。

一番外側にある天体ということで、ここから先は死の世界であり、この世で生きる人間の限界となる地点といえます。生きる、死ぬという変わり目について、人が常日頃から感じられるものではないのと同様に、冥王星も普段は意識しにくい天体でしょう。しかし、生きているということ自体、常に死というテーマもその近くに必ずあるものでもあります。意識しなくてもともにある天体ともいえるかもしれません。

また死を意識せざるを得ないような場面（実際的、あるいは心理的な危機的状況）で、死を回避するために力を出し尽くすようなこともあります。そのため、普段は感じられないような、とても強い力が発揮されることもあります。

根本にある生きる意志のようなものが打ち出されるため、生き方そのものを大きく変えてしまうこともあるでしょう。それまで静かに耐えてきたような状況でも、これ以上は死ぬかもしれないという感覚にスイッチが入った途端、とてつもない力を発揮して状況を打破するようなこともあります。そこから、極端さやカリスマ性などといったテーマも絡んでくるようです。

個人のホロスコープの中では、そのサインやハウスに関連するものが、徹底的に取り組むテーマや忍耐度の高い事柄として表れてきます。「これをやれないなら死んだも同然だ！」と思うものであれば徹底的に取り組みますし、「この程度の苦難は死ぬほどではない」となれば、ぎりぎりまで耐えることもできるということです。

またトランジットとしての時期的な影響として、その天体のテーマに関して徹底的な変化をもたらすものとされています。徹底的に天体の力を発揮することで、潜在的な力を引き出すことになり、結果的にそれまでとは格段に違う力を発揮するようになっていきます。影響している最中は必死だったり、つらい場面もあるかと思いますが、それが通り過ぎたあとは、自分に底力があることを確認でき、以前の自分から大きく変わっていることに気づくでしょう。

ハウスは現実を示す

ハウスは、生まれた日・時間に生まれた場所で、東の地平線を基準として、空間を12のエリアに分けたものです。起点となる東の地平線（アセンダント・ＡＳＣ）から反時計回りに１ハウス、２ハウス……12ハウスと順番に配置されています。このハウスは地上的な要素を考慮して構成されていることもあり、同じように12のエリアに分かれたサインよりも、**「現実的な要素」「実際の活動」**などの状況を示すものとなります。

また12のエリアはそれぞれにテーマを持ち、天体が入った場合、その天体はハウスのテーマを中心に具体的な活動を行っていきます。たとえば、水星（知性・工夫する力）が仕事や健康のハウスである６ハウスに入っていれば、仕事での調整力や健康管理を行っていると読めます。水星が他者との深い関わりに関する８ハウスに入っていれば、相手のニーズを読みつつ、その場に合った適切なふるまいや作業を行う……などと読んでいきます。

またハウスの境界線である**カスプ（ハウスエリアの時計回り側の境界線）**が何座かを見ることで、そのテーマに関してどんなふうに取り扱うのか……ということもわかるでしょう。

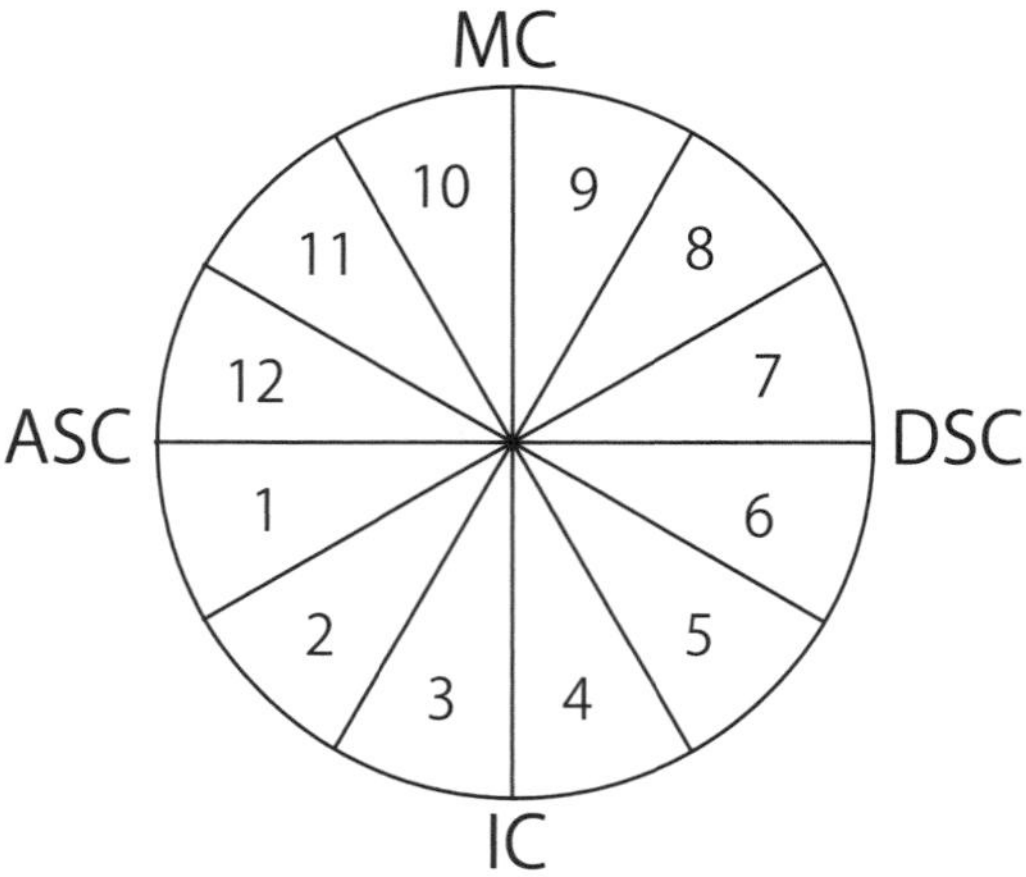

ハウスの中でも重要なものは地平線（1・12ハウスの間、6・7ハウスの間のライン）と子午線（3・4ハウスの間、9・10ハウスの間のライン）にまつわる1・4・7・10ハウスです。これらはそれぞれ、私（1ハウス）、家（4ハウス）、7ハウス（あなた）、10ハウス（社会）を示すもので、その人のあり方の基本骨格的な部分を示すものでもあります。

　自分はどんな状態か、それに対して周囲の人たちはどういったものか。また家や家族の状態と、その安定を足場に社会活動をしていく……という状況を見ていくことができるでしょう。さらにその4つのハウスのカスプ（境界線）はそれぞれに、アセンダント（1ハウス）、ディセンダント（7ハウス）、MC（メディウム・コエリ、10ハウス）、IC（イマーム・コエリ、

４ハウス）という名称で呼ばれます。

フラワーエッセンスとハウスについて、特定の決まりはないのですが、私の長年の研究の結果、基本的な部分に12ヒーラーズのエッセンスを使用することができると認識しています。これは１ハウスを牡羊座対応のインパチェンスに、２ハウスを牡牛座対応のゲンチアナに……という具合に、サインとハウスをそのまま対応させたものです。

ただ、ハウスはサインとは似て非なるものです。12のエリアに分かれていますが、サインは雰囲気や心理要素、ハウスは具体的な場での実際の行動という具合に、反映されるテーマとして異なっています。しかし、ハウスでの活動は行動の前提状態となる、心理要素と絡みます。心理状態が行動を促していると考えると、そうした部分での心のあり方にアプローチするものであると考えられるでしょう。

またトランジット天体による時期的な影響として、そのハウス的なテーマが揺れ動いたり、変化に対応できないというようなことが起こっている場合、セカンド19の12サイン対応のものを使用することができます（こちらも牡羊座のものが１ハウスに、牡牛座のものが２ハウスに……という対応になります）。

ハウスに対するエッセンスの説明については、関連するサインに記載された説明を主にご覧ください。ハウスの特性は、こちらの項目で説明していきます。

●1ハウス（アセンダント・ASC）：私・本人の自然なふるまいやアプローチ方法

1ハウスはその人自身を表す場とされています。特に1ハウスのカスプ（189ページ参照）であるアセンダントというポイントは、その人の自然な行動傾向が表れる場であり、アセンダントのサインが何座かでその傾向の違いが表れてきます。魂がこの世に最初に接点を持つポイントと考えられ、その魂としてのあり方が、その人の存在を通して表現される場とされます。

そのため、もともと持っているエネルギーの性質もあり、それがその人らしさとして表れてくるのでしょう。ただし自然すぎることもあり、自分では気づくことができないようです。またアセンダントのサインのフラワーエッセンス（特に12ヒーラーズのもの）はその人らしさを回復させてくれるものでもあり、それにまつわる問題などにも対応できます。フラワーエッセンスを選ぶポイントとしても、重要な部分といえるでしょう。

さらに1ハウスに入る天体は、自然な形で力を発揮していくことが多いようです。この天体にまつわるフラワーエッセンスを使用することも、大いに助けになるでしょう。

◆関連するフラワーエッセンス　インパチェンス

●２ハウス：持ち物　才能　お金の稼ぎ方・使い方　身体に根づいた特徴・資質

２ハウスはその人の身体性に根づいた資質や才能を示す場です。肉体を維持するための何を食べるかということや、お金などそれを手に入れるための必要な要素にも関連します。２ハウスの状況を見ることで、お金の使い方や稼ぎ方、またそれを実行するための才能などを見ることができるでしょう。さらにこのハウスに入っている天体にまつわる才能があると読むことができるため、それを活用してお金を稼ぐことなども多いようです。

◆関連するフラワーエッセンス　ゲンチアン

●３ハウス：初等教育　兄弟姉妹　コミュニケーション　近距離の移動

３ハウスは、コミュニケーション傾向や基礎的な学びの形が表れます。外部の環境に適応していく技能やノウハウに関連します。才能だけでは補えない部分を学習によって取り込み、技能として活用していくのです。生き残るための基礎的な技能（読み書き・計算など）やそれを得るための基礎的な学びにも関わり、初等教育にも関連があります。さらに、兄弟姉妹や日帰り旅行などの近距離の移動もこのハウスの管轄です。

◆関連するフラワーエッセンス　セラトー

●4ハウス：（IC）家　家族　集団無意識　心理的な土台　父

４ハウスは家や家族、またその人の心理的な土台となる事柄に関連します。カスプはICといわれ、人生において最初に心理的に関わり、生活の基盤となる集団としての家族のあり方を象徴するポイントです。心理的な基盤について安心を得られる環境を示すだけではなく、安心につながるような基本姿勢として重要視するテーマなども表れてくるでしょう。グランディングしやすい環境や状況なども示されるため、セラピー的な占星術では重要なポイントの一つと考えられています。

◆関連するフラワーエッセンス　クレマチス

●5ハウス：生きる喜び　恋愛　遊び　子ども　趣味

５ハウスは生きることの喜びや、それにまつわる気持ちの盛り上がりに関連します。子どものように素直に喜びを表現することにも関連し、遊びや恋愛、個人的な趣味活動、自己表現にも関連します。ただ、恋愛に関しては自分のイメージする楽しい関係性が表れてきますが、実際の恋愛の傾向というよりも、求めるイメージが出てくる場と考えられます。

◆関連するフラワーエッセンス　バーベイン

●６ハウス：仕事　健康　使用人　部下

６ハウスは仕事や健康などに関連します。この次の７ハウス以降、他者や社会などとの外的な環境に関わっていくため、外界との接点として内的な要素を調整するハウスと考えられています。

ここでの「仕事」は、外との接点として技能的に対応することです。社会と関わる際に自分にできる事や社会適応のための手法が仕事として表れてくるのです。また「健康」は外的環境と自分の身体としての内的環境の調整の場であり、外的環境が自分に合わない場合、身体にかかる負担として病気という形で表れてきます。セラピー的な占星術でも重要なポイントの一つといえるでしょう。

◆関連するフラワーエッセンス　セントーリー

●７ハウス：（ディセンダント・DSC）対人関係全般　パートナー　結婚相手

７ハウスは１ハウスが「私」であれば、その真ん前にいる「あなた」、つまり対人関係が表れてくる場です。特定のパートナー的な人を示したり、人との関わり方の基本パターンの形がどのようなものかを読み取ったりすることができるでしょう。

ただ、人との関わり方については後天的に発達してくる要素としてとらえることができるかもしれません。当初はアセンダントにまつわる「私」の要素をもとに人と関わっていきます。しかし、まわりに集まってきた人たちの中で人とのやり取りを学び、関わり方を習得していくことになる場合も多いようです。

◆関連するフラワーエッセンス　スクレランサス

●8ハウス：深層心理　すぐ動かせないお金　継承　深く関わる集団

8ハウスは関わりの深い相手や集団（会社や特定の組織）や、その人たちとの心理的なつながりのあり方に関連し、また深層心理などにも関係します。「あなた」を示す7ハウスの次ということから相手のお金にも関連します。

相手や集団のニーズに合わせてお金を得ることができますが、相手のニーズに合わせる反面、個人の欲求を押さえる必要があるため、古くから「死」にまつわるハウスとされています。相手優先で、自由にふるまえないことへの心理的な圧迫感はありますが、深い絆や、頼り頼られるつながりなりの手ごたえのある場ともいえるでしょう。相手や組織に貢献した分、報酬として何かを求める動きも出やすいハウスです。

◆関連するフラワーエッセンス　チコリー

●９ハウス：高等教育　外国　出版　司法　宗教　旅行　精神の広がりを感じさせるところ

９ハウスは精神性をより高めていくことに関連し、高等教育、外国、出版、宗教などとも関連があります。成長にまつわる場でもあり、どのように自分を成長させ、より広い意識を持つかなどが表れてきます。

外国で見識を広げたり、大学などで学ぶなど、精神性を磨くようなテーマとも関連が深いでしょう。学んだことを活用して、より多くの人の成長を手助けする動きも出やすいため、教育に関わるハウスとも考えられています。人としてよりよくあろうとし、またよりよいものを人に広めていくハウスです。

◆関連するフラワーエッセンス　アグリモニー

●10ハウス：（ＭＣ）人として到達したいと願う到達点　社会における表現・活動　母

10ハウスは社会を表す場で、どんな形で社会参加していきたいかが表れます。カスプはＭＣと呼ばれ、人生における社会の頂点がどのようなものか、どのようなものを意識して底を目指していくかなども表れてくるでしょう。

若い頃はこうした形での社会参加を求めていきます。その積み重ねにより、手にする社会的な肩書やステータスが示されるため、後天的に手に入れる要素として見ていくことになるようです。またそれを手に入れるまでの道のりで現れる年長、上司、メンターとしても見ることができ、自分の社会活動を手引きしたり、リスペクトする存在として読むこともできるでしょう。

◆関連するフラワーエッセンス　ミムラス

●11ハウス：未来　同じ志を持つ友人　サークル的な集まり

11ハウスは未来を志向するときに現われてくる理想や、その理想を共有できる同志や友人を示します。10ハウスの次にあることから、社会活動から降りて、先々にやってみたいことなどを試していく場であり、それを一人ではなく、多くの人と共有しながら進めていくような動きが出てきます。

友人などもできやすいため、友人や交友のハウスともされています。社会的な立場の違いがあっても、縁や人脈とも関係し、ボランティアや政治活動、相手の素性がわかったうえでのインターネットでのつながりなども、このハウスにまつわる要素であると考えられています。

◆**関連するフラワーエッセンス**　ウォーターバイオレット

●12ハウス：隠れたもの　敵　心の深い部分　不特定多数への関わりや貢献　ネット

12ハウスは隠れたもの、見えない敵、また不特定多数の人たちとの関わりなどに関連します。目に見えないものということで、霊的なものや占いなどにも関わりやすく、ネットやマスコミにまつわる、素性のわからない不特定多数とのつながりなどもここに関連します。１ハウスの一つ手前ということで、自分には感知できない自分の心や魂の根っこのような要素と結びつけられます。集合無意識的な要素や、集合的な魂とそのつながりとも関連しているとみなされ、集合的な魂の目的に触れるハウスとも考えられるかもしれません。対向にある６ハウスが身体にまつわる調整を行う場であることから、12ハウスは心や魂の調整にまつわるハウスとされ、セラピー的な占星術でも大切なポイントの一つといえるでしょう。

◆**関連するフラワーエッセンス**　ロックローズ

第5章

ホロスコープから
フラワーエッセンスを選ぶ

人生の道のりとしてのホロスコープ

ホロスコープはその人のあり方や運命、すべてが、描かれている図とみなされています。ただ、描かれているからといって、常に運命として甘んじてそれを受け入れていかなくてはならないものではありません。また、描かれているからといって、その要素をすべて自在に使えるわけでもないのです。

どちらかというとその中に描かれているものを一つずつ獲得し、次第に人生の全容が明らかになっていくものと考えていくことができるでしょう。たとえば、天体の年齢域としてみることができる要素として、年齢域のときにその天体が発達していく……とする考え方があります。

逆から考えれば、その年齢域を過ぎないと特定の天体を適切に使用できなかったり、天体の性質を発達させていかないと活用することができなかったりするということでもあります。そうした意味では、ホロスコープは、予定ではあるが未獲得の部分があり、それを手に入れていく過程そのものが人生というもので、私たちがたどる「道のり」ともいえるのです。

しかしそれは、ただやって来るものを待っていれば自動的に乗っていけるものではありません。一つひとつの要素について自分なりに考え、行動し、乗り越えていくことで、自分のものとして手に入れていくものです。そしてその過程で落ち込んだり、焦ったり、まわりの人と衝突したり……など、さまざまなことが起こるでしょう。

このように、人生の過程をホロスコープからとらえていくことができますが、ただホロスコープを見れば、自分の人生がどんなものになるのか一目瞭然……というわけではありません。人生を歩んでいる最中はあまりわからないことですし、さまざまなことが通り過ぎてから確認できるものともいえるのです。感覚的には、そのようなものであるように感じられる……という程度でしょう。

しかし、自分のそれまでの過程や感受性の持ち方や物事のとらえ方などをホロスコープに反映させて考えていくことで、自分自身のあり方を確認できます。そして、それまで歩んできた道のりが、間違っていなかったことを知ることもできます。自分の弱点や悪い癖を知り、それに対する対応を自分なりに考えていくことで、よりよい歩みにつなげていくこともできるのです。

人生を外側から見るということは、ある意味、天界からの視座のようなものでもあり、魂のたどる地図として、ホロスコープをみなすこともできます。天からの視座としてホロスコープを眺めたときに、やはりその中心になる太陽は、魂の目的として読むことができます。魂がこの世でどんな目的を持っているかということを示すことにもなりますし、またその目的を実行することができれば、何よりの喜びとなっていきます。

たとえば、遊園地に行くような場合を例にしてみると、遊園地で、どんなことをしたいのか、何に乗りたいのか……等、目的はさまざまです。しかし、帰宅する際、その目的にしていたアトラクションに乗れないまま帰途に就くことになれば、後ろ髪を引かれるような気持ちになり、やっぱり乗ればよかった、思いきって挑戦してみればよかった……などと後悔ばかりが広がるでしょう。

同じように、この世とあの世という視点で考えてみると、肉体を持って何かを経験するということは、この世でしかできないことですし、この世での目的はやはり特別なものとなります。そして、最たる目的を遂げてあちらの世界に戻るということになれば、満足を感じられるでしょうし、そうでなければ後悔することにもなるのでしょう。

魂の地図とフラワーエッセンス

魂の地図としてのホロスコープは人それぞれで、象徴を用いて描かれていることもあり、その表れ方も違います。ただ、特定のサインやハウスにある天体については、物事の認識として共通する部分もあります。天体を獲得していく過程で起こることなども、似たような反応が出てくることも多いでしょう。

たとえば、怒りや落ち込み、迷いなどといった感情や対応の出方として見えてきます。そうしたことを経過していく中で一つずつ獲得していくものと考えることができます。ただ、感情や行動傾向としてネガティブな状態が表れている場合、どうしてもそうした心の動き自体にとらわれ、振りまわされてしまいがちで、経過もスムーズに進んでいかないことが多いのです。

このような状況においてフラワーエッセンスは、天体などの働きがスムーズに発揮できるよう、その本質的な力をサポートしています。それは、必要な気づきへと導きつつ、速やかに経過していくよう働きかけてくれると考えることができます。ある意味、天体などへの成長を促し、ホロスコープ全体の働きをより円滑にしつつ、その人がよりよい人生を歩むこと、そして魂の目的を適切な形で遂げられるよう助けていくものとみなすことができるしょう。

時期的な天体の影響を受けるようなときでも、フラワーエッセンスを活用することでその影響をきちんと受け止めることができるようになります。天体やそのほかのホロスコープのポイントがそれぞれ成長できるよう促し、乗り越え、人として成長していくことができるよう支えてくれるはずです。

基本のフラワーエッセンスを選ぶ

【1】フラワーエッセンスを選ぶための基本のポイント

さて魂の地図であり、また人生の過程としてホロスコープをとらえていったとき、重要なポイントとなる部分がいくつかあります。それはホロスコープの中でも、人のあり方における主要な要素を担う部分であり、また実際にホロスコープをリーディングする際も、そのポイントを中心に展開していきます。

それらのポイントは、まず、

- **アセンダント**
- **月**
- **太陽**

です。そして、その次に考慮すべきポイントとして、

- **土星**
- **冥王星**

があげられます。

ここに上げたポイントが基盤となって、その他の部分もまとめられていくので、基本的にはこちらのポイントから見ていくとわかりやすいでしょう。

またそれぞれのポイントに関するフラワーエッセンスは、そのポイントのテーマに関する活動や表現を、よりよい形で発揮できるよう力づけ、調整してくれるものです。特に重要なポイント（アセンダント、月、太陽のサイン）をブレンドしたものは、いついかなるときでも、その人の助けになるものとして使うことができます。コンビネーションエッセンスとしていつも身近に置いておくこともおすすめです。

それぞれの解説をしたあと、サンプルのホロスコープを見ながら、どういった手順でエッセンスを選んでいくのかを見ていきたいと思います。

アセンダント〈世界への向き合い方〉

アセンダントは1ハウスのカスプ（境界線）です。生まれた場所で見たときの東側の地平線と太陽の通り道である黄道の重なるところになります。ハウスという仕組み自体、このアセンダントというポイントを基準にして作られているものです。東側の地平線という地上要素と、太陽の通り道という点上の要素の接点でもあるため、天上から人の魂が地上へと下りてくる入り口のポイントとみなされています。

入り口からこの世に入っていく＝その人の基本的なこの世へのアプローチの仕方として出てくるため、意識せずに行われる、自然な表現や物事のへの取り組み方が表れてきます。それは世界に対してどう向き合っているか……を示すものでもあるといえるでしょう。

またアセンダントのサイン（星座）が何座かを読み解いていくことで、その人が物事に取り組むときに、最初にどのようにアプローチしていくかがわかるでしょう。ただこのポイントについては、自分でも当たり前にこなしてしまうため、自覚はあまりないようです。

その一方で、他者から見ると「こんな人」「こういう雰囲気の人」ということがわかりやすいため、その人の第一印象と見ることもできます。そこから、１ハウスは「私」が表れてくるハウスとされているのでしょう。

アセンダントのサインから読み取れる傾向は、自然に出てきてしまう行動傾向で、月とともに性格傾向を担う重要な箇所といえます。意識できないこともあり、アセンダントのサインに関連するテーマが過剰に出てしまったり、悪い形で表れてしまったりすることもあります。

これはアセンダントのサインに関連する進め方がうまくいかないような場合や、アセンダントのサインの支配星となっている天体が、あまりよい形で活動できていないときに起こりやすいかもしれません。実際には、何をやってもうまくいかないと感じられたり、自分がやっていることに関して、手ごたえがないような形で表れるでしょう。

このような場合、アセンダントのサインのフラワーエッセンスを使いましょう。意識せずに行ってしまう行動で自分自身が混乱したり、停滞してしまうようなあり方を調整し、物事がスムーズに進めていけるよう促してくれます。

またアセンダントのサインは、ある意味自分らしさに関連するものでもあるので、その人らしさをよい形で引き出してくれるものでもあります。仕事や人間関係でストレスを感

アセンダントのサインとその傾向

サイン	傾向
牡羊座	直感に従って即行動できる。新しい物事に飛び込んでいく。
牡牛座	心身に無理をさせず、自分のペースで物事を進める。五感により感覚的に判断してから行動に移す。
双子座	情報や人の動向を素早く読み取ってから物事を進める。知りたいことは自ら率先して確認していく姿勢。
蟹座	共感できる人がいるか、安心できる場かを確認してから、そこを足掛かりに動く。距離の近い人たちの気持ちを素早く汲み取る。
獅子座	意欲を感じる事柄に対して、一歩も引かない覚悟で粘り強く取り組んでいく。まわりからは存在感のある人とみなされやすい。
乙女座	現状を細かく見ていき、分析し、適切な行動を判断して物事を進める。段取りを組んで、手堅く実行していく。
天秤座	相手から情報を引き出しつつ、バランスを考慮して最適な行動を打ち出そうとする。他者への対応能力が高い。
蠍座	本質に着目し、自分にとって重要なこと柄を中心に置き、それを意識して粘り強く進める。忍耐強いタイプ。
射手座	ざっくり全体像を見て、自分の成長にプラスになることを中心に物事を進めていく。自己向上への意欲を持つ。
山羊座	物事の構造を正確にとらえ、現状を確認して一番必要な行動を具体的に打ち出していく。システムを理解する力。
水瓶座	情報や他者の意見などを総合的に判断し、先々を意識して冷静に物事を進めていく。協力者とともに実行することも。
魚座	周囲の雰囲気や心の動きを敏感に読み取り、まわりの進め方に合わせながら物事を進めていく。

じていたり、相手に合わせすぎて疲れてしまうようなときに、アセンダントのサインのエッセンスを使います。自分に立ち返り、能動的に行動していこうという気力が充実してくることを感じられるでしょう。

さらにアセンダントのサインの支配星（ルーラー）は、その人がこの世で活動する際、最初に反応を感じるポイントとなります。支配星のあるハウスやサインでの活動が、この世で生きている実感につながるため、それに関連した活動を積極的に実行しようとします。

この活動でのリアクションがなかったり、活動自体があまりうまくいかない場合、不安を感じたり、生きている実感が薄れるようなこともあるようです。アセンダントの支配星に関するエッセンスを選ぶ場合は、その天体がどのハウスにあるか、どのサインにあるかで選んでいくことが多いでしょう。

また1ハウス自体もその人自身を表す場であるため、1ハウスに入っている天体もその人らしさとして表れてくるポイントです。この天体の影響として、何か問題がある形で活動や精神面のあり方が出ている場合は、その天体に関するエッセンス（7ヘルパーズ・セカンド19の7天体に関連するもの）を使うことができます。

さて、実際にどのようにポイントを読むのか、そしてエッセンスをどう選ぶのかについて、サンプルを参照しながら観ていきましょう。

サンプル図

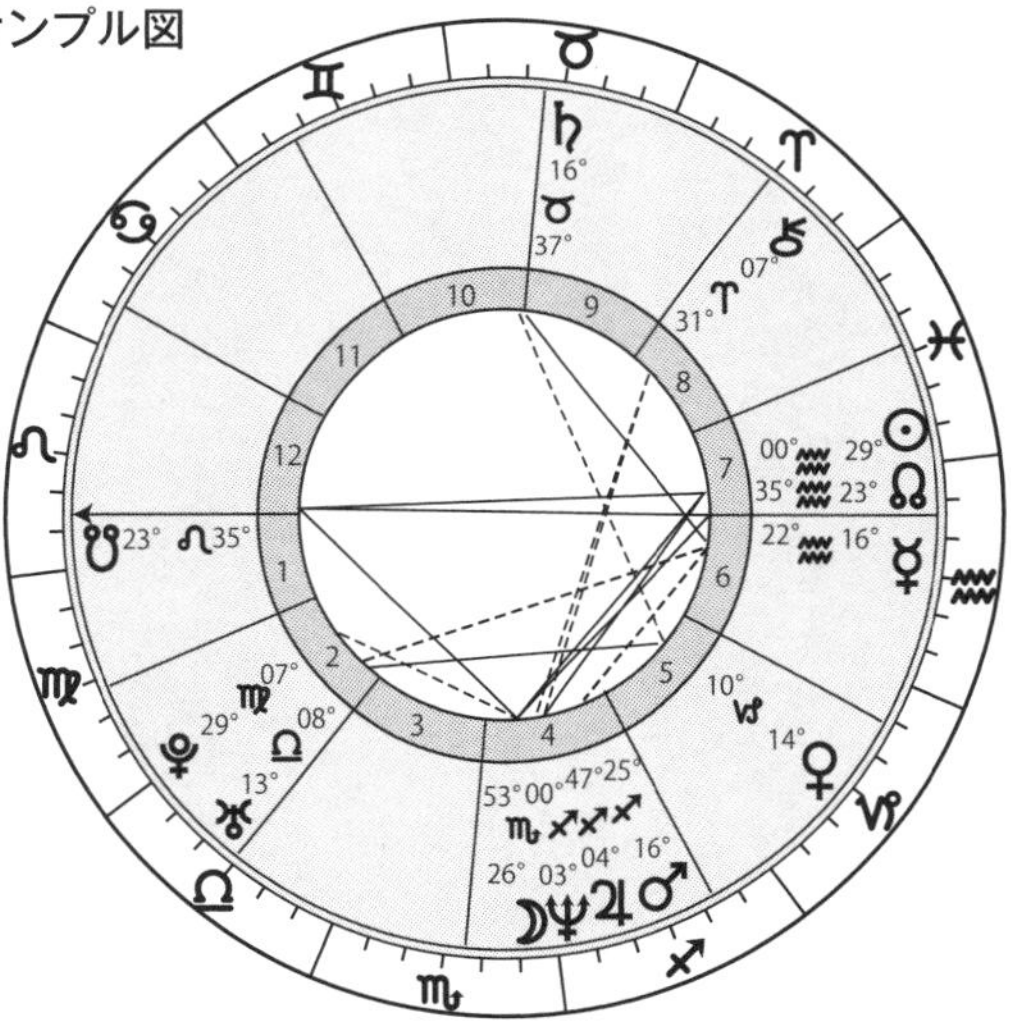

●サンプル図（上）のアセンダントとアセンダントの支配星

サンプル図のアセンダントは獅子座です。意欲的に物事に取り組み、目的を遂げようとするでしょう。いるだけで周囲にその存在を印象づけるようなムードのある方です。アセンダントの支配星は太陽で、太陽は7ハウス・水瓶座にあります。客観的な視点から人とやり取りしていくことに、生きる手ごたえを感じやすいかもしれません。

フラワーエッセンスとしては、アセンダントのサインである獅子座のバーベインや、アセンダントの支配星である太陽があるハウスや、サインに関連したウォーターバイオレットやスクレランサスを使うことができます。

月〈感受性とリアクションの出方〉

月について、第4章の月の項目（143ページ）でもお話ししましたが、月は環境的に受け止めたものを感情的なパターンとして発していくので、月のあるサインの傾向が感情傾向として出てきます。また月は、身体性や安全感覚とも関わっています。日々の日常サイクルから身体が作られていくことから、生活の送り方や、リラックスの傾向やリラックスできるシチュエーションなども、月のあるサインやハウスを見ることで明らかになるでしょう。

魂的な視点から見ていくと、肉体の感覚は、この世で生きるうえで魂の拠《よ》り所《どころ》になるものであり、現実での活動はすべて肉体を通して行われます。肉体はこの世で生きていくための、重要な乗り物と考えられます。現実的な要素や地に足をつけるという意味では、グランディングと関連するポイントといえるでしょう。

そうした意味から見ていくと、魂の目的を示す太陽との関係は、運転手と乗り物の関係となります。車がきちんとメンテナンスされていなければ、目的地にたどり着くことがで

●月のサインの説明

サイン	説明
牡羊座	元気で行動的。直観力があり、それによって行動。思いついたらすぐに実行したい。物事がうまく進まないとイライラしやすい傾向も。気持ちの高揚から気力を回復。
牡牛座	ゆっくりじっくりマイペース。落ち着きのある人格だが、こだわりたいことに対しては積極的。美味しいものを食べ、よい音楽を聞くなど、五感を満たすとリラックスできる。
双子座	好奇心旺盛でフットワーク軽快。まわりの状況に合わせて感情を出す。くるくる動きまわって落ち着かない一面も。落ち着かないときはさまざまな情報に振りまわされる。
蟹座	心優しく、共感力が高い。仲間や身内のためならば、積極的に行動できる。信頼している人に対してのみ気持ちを明らかにする。安心・安全を強く求める。
獅子座	意欲を感じる事柄に対して、積極的に情熱を傾ける。その反面、物事がうまく進まないと深く落ち込む傾向も。押しの強さ。盛り上がる何かで気力を回復させる。
乙女座	あまり人には見せないがナイーブで、繊細な傾向。細かいことが気になって、落ち着かない場合も。人任せにできず、自分で物事をこなしがち。
天秤座	どんな人にも能動的に関わり、相手のあり方を尊重できる。そのため人が周囲に集まりやすく人気運を持つ。バランスを考えて動いていく。
蠍座	忍耐強さがあり、自分の感情はあまり出さないが、我慢の限界が来たときはそれを発散することも。我慢を溜め過ぎないことが大切。
射手座	おおらかでリラックスしたムードがあるが、悩みがあっても表に出さない。「ノー」と言えず、本人も気づかぬうちにストレスを溜める場合も。
山羊座	真面目で誠実。大人びていて、自分の感情は抑える傾向。ストレスが溜まっているときは身体に出やすい。伝統に関連するものに囲まれているとリラックス。
水瓶座	知的で感情の上下は少なめ。客観的な視点を持ち、変人といわれることも。どんな人ともフラットにつき合えるので、友人は多い。
魚座	気遣いが細やかで共感力が高く、自分のことよりもむしろ他人の感情に同調する。自然に触れるような時間を持つと、内面が安定していく。

きません。一方で、目的を忘れて車の設備や内装などに力を入れすぎてしまうと、なんのためにそれをやっているのかわからなくなるようなことにもなってしまいます。

同様に、月に関してきちんとケアしていくことで太陽は魂の求めるものへの道のりを歩むことができますし、太陽という魂の目的があるからこそ、月もハリのある毎日を送ることができるわけです。このような相互的、相補的な関係が太陽と月の間にあり、人生においても主軸となる2つの要素と考えることができるでしょう。

また月もアセンダントも、性格面に関わるポイントですが、アセンダントがアプローチするなどの能動的なポイントであると、月は反応する、感じる……などの受動的、受容的なポイントとなります。この二つが合わさった形で出てきたものが、性格としてみなされていると考えるとわかりやすいでしょう。アセンダントで投げかけ、月で受け止める……ということを繰り返しながら、私たちは日々を過ごしていきます。これはまるで、吸っては吐く呼吸のようにそれを繰り返し、この世で生きているのかもしれません。

月のサインは、性格傾向として特に見ていく必要のある部分です。

エッセンスとして、月のあるサインのエッセンスは特に重要なものです。グランディングを促すことで心と身体を守り、力をチャージするよう促してくれます。その過程で、月

●月のあるハウスと月の傾向

ハウス	説明
1ハウス	素直で感情が表出しやすい。受動的だが物事には敏感に反応する。共感力が高い。
2ハウス	女性や子どもへの共感力を才能として持ち、そうした仕事で収入を得る傾向。衣食住を整えると安心。
3ハウス	動き回ったり、対話をしたりすることで快適さを感じ、安心を得る。生活の知恵などに興味高い。
4ハウス	家など安心できる場を作ることへの意欲が高い。母親の影響を強く受ける傾向。
5ハウス	ワクワクする活動の中で快適に過ごせる。不安なときほど、気持ちの高まりにつながる何かを求める。
6ハウス	体調の関係で幼少期から節度を持って過ごす傾向。適度な仕事が心の安定につながる。
7ハウス	他者に常に意識を向け、同調する傾向。他人の影響は受けやすいが感情表出が素直で人気者に。
8ハウス	特定の人物へ深く共感し、相手に尽くす中で安心を得る。何かにハマることで心を整える。
9ハウス	読書などで心の中で遠くへ旅をすることで安らぎを得る。学校や学びの場へよく馴染む。海外居住経験。
10ハウス	幼少期から立場をわきまえて行動。立場中心で安寧できる場が少ない傾向。女性、子どもにまつわる仕事。
11ハウス	友人や同志などの中で安心して素を出せる。ボランティアやサークル活動で活き活きとできる。
12ハウス	感受性が高いため、一人になれる時間を必要とする。自然の中で過ごすと気持ちも安定。

のサインにまつわる気持ちや行動面での問題を緩和してくれるでしょう。

このエッセンスは、この世で人として生きるベースである、肉体を持って活動していくという点で重要なものとなります。いついかなるときでも、その人の心や精神を守ってくれるものとなります。また月のあるサインのエッセンスに加えて、月のエッセンス（１４６～１４９ページ）や、月のあるハウスのエッセンス（１９０ページ）をブレンドするのもよいでしょう。

さらに月に対してアスペクトする天体も、性格面や日常の送り方などにも影響するため、アスペクトする天体の要素の調整に、７ヘルパーズの月以外の６つのエッセンスを使うこともできます。

時期的な影響として、そうした天体が揺さぶられるようなときには、セカンド19のエッセンスのうちの、関連する天体のエッセンスを使用することもできるでしょう。ただ、月にアスペクトする天体が、クライアントの性格面や日常面に影響しているかどうかを、きちんと聞き取りながら確認する必要もあります。そうしたことを同時に行いながら、使用するかどうかを判断していくようにしてください。

●サンプル図（２１３ページ）の月とフラワーエッセンス

サンプル図の月は４ハウス・蠍座で、物事の基盤として信用や忍耐が重要であり、それが成されることによって安心できる場を得ることができることが読み取れます。

ご本人の性格的な面でも、忍耐力の高さや深い感情を持ちつつも、簡単に気持ちをあらわにしない傾向としても読むことができるでしょう。この月に対して、海王星（４ハウス・射手座）、太陽（７ハウス・水瓶座）がスクエア（90度）、冥王星（２ハウス・乙女座）がセクスタイル（60度）となっています。

海王星による霊感の高さや感情表現をあいまいにする傾向、冥王星による物質やお金に対するきちんとした考えや信用を大切にする姿勢などが読み取れます。太陽と厳しい角度を取っていますが、太陽のある水瓶にまつわる客観性やフラットな感情表現も関わるため、自分の気持ちに溺れず、客観的で公平な視点で物事を見ていくような姿勢も性格面に加わるでしょう。

エッセンスを選択する場合、月のサインである蠍座のチコリー、４ハウスにまつわるクレマチスを選ぶことができます。またアスペクトする天体のものを使う場合として、月にアスペクトを取っている太陽に関連したゴースを選択することが可能です。しかし失望感や絶望を感じるといったような、ゴースにまつわる訴えがない場合は、使用しなくてもよいでしょう。

太陽〈人生の目的・魂のテーマ〉

太陽について、第4章の太陽の項目（160ページ）でもお話ししましたが、太陽は人生の目的であり、魂のテーマを示すポイントです。またそのテーマに関する活動の方向性や活動内容について、太陽のあるサインやハウス、アスペクトする天体などを参照することで明らかにすることができます。

アセンダントや月のような資質に近い要素や、水星、金星など、幼少期から思春期にかけて使っていた天体は、日常的に利用されることが多く、大人になる頃には自動的に使っていけます。しかし太陽、火星、木星、土星といった、社会で発揮されていく天体は、社会での活動の中で磨かれていくことで、力を発揮していきます。

特にそのうちの太陽は、人生の中で自分自身で見つけ、作り上げていく必要があります。太陽に関する活動について、月やアセンダントのように自動的にできるというよりも、自分なりに活動を積み重ね、形作っていくものであるといえるでしょう。

ただし、外からはそうした努力や積み重ねは見えず、性格的な要素のように見えてしまうため、「公的な自分、対外的なキャラクター」といわれています。本人はそうした性質を、あとから獲得したものという気持ちがあるため、太陽にまつわる性格について、今一つピンとこないことが多いかもしれません。

しかしまわりの人からするとそういった部分が月などよりもよく見えてくるので、そうした性格の人としてみなされてしまうことが多いでしょう。たとえば、太陽が蠍座であれば、本人は「忍耐強く人と関わっていかなければ」「信用を得るためにはうかつな行動はできない」という意識を持ちますが、他者からすると忍耐強く、また本心がわかりにくいミステリアスな人として映るということです。

太陽はサインやハウスなどに示されるテーマについて、意識的に関わり、外側に向かって打ち出していくことでその力を積み重ねていきます。そして月やアセンダントのように自動的に動くものではなく、また運命としていつの間にかやって来るものでもありません。まずはそれを見出し、それを積み重ねていきますが、実際、人の人生の中で正しいルートを歩んでいるかもわからないため、暗中模索のような気持ちで歩むことになるのでしょう。

また太陽を見出し、それにまつわる活動に関わると、理由のわからない充実感や手ごたえを得ることも多いといわれます。そもそも太陽に示される魂の目的は、普通に生きてい

●太陽のあるサインと太陽の活動の傾向

サイン	傾向
牡羊座	自分にとってワクワクするものを追い求める人生傾向。個人で開業、フリーランス、スポーツ関係、美容師、理容師、外科医。新しい分野を開拓。
牡牛座	じっくりと丁寧に物事に取り組み、時間をかけて成果を得る傾向。衣食住や身体に関わる仕事、デザイナー、料理人、製造業、金融関連、不動産業。
双子座	めまぐるしく変わる状況の中で、必要な情報をつかみ、生き抜く傾向。IT/情報関連、流通、講師、教師、文筆業、販売、アドバイザー、営業職、自動車関連。
蟹座	身近な人たちとの和を大切にしながら、心温まる人生を歩む傾向。サービス業、保育士・幼稚園教諭、家具・インテリアデザイナー、建築家、カウンセラー。
獅子座	自分自身の熱意を表現し、発信していく人生傾向。アーティスト、芸能関連、娯楽関連、政治家、俳優。
乙女座	人の役に立つよう、細やかに物事をこなす人生傾向。事務職、秘書、医療関連、編集者、マネージャー、軍・警察関連。
天秤座	多くの人と関わりその中で人とは何かを知ろうとする傾向。相談業務、接客業、ファッション関連、美容師、デザイナー。
蠍座	つらい状況を乗り越え、大きな成果と信頼を得る人生傾向。会社員、医師、研究職、金融関連、不動産業、心理カウンセラー。
射手座	視野を広げ、人として成長し続ける人生傾向。教師、出版関係、作家、司法関連、貿易・外国関連の仕事。
山羊座	社会の役に立つ自分を作り上げ、社会貢献していく人生傾向。実業家、建築家、公務員、教師、伝統に関連する仕事。
水瓶座	未来を見つめ、そのために必要なことを仲間とともに作り上げる人生傾向。IT・ネットワーク関連、技術者、人材派遣業、生涯教育関連。
魚座	つらい目にあっている人に手を差し伸べ、助けようとする人生傾向。クリエイター、アーティスト、セラピスト、接客業、医療関連。

●太陽のあるハウスと太陽の活動の傾向

ハウス	傾向
1ハウス	自分の好きな生き方を選ぶ。自発的に人生を開拓していく。仕事はサインの分野に関連。
2ハウス	実感をもとに人生を歩む傾向。物やお金、製造関係。食にまつわる仕事など。
3ハウス	知性やコミュニケーション能力を使って生きていく傾向。初等教育への適性。
4ハウス	生きていくうえで土台となるものを意識して生きる傾向。家や家族、安心にまつわる仕事など。
5ハウス	生きる喜びにつながる何かを人生で打ち出していこうとする傾向。遊興・ゲーム・芸能に関わる仕事。
6ハウス	人の役に立つ生き方を求める傾向。調整力を駆使する。健康・医療にまつわる仕事なども。
7ハウス	人と関わる生き方を求める傾向。交渉力を発揮する仕事、対面仕事など。
8ハウス	個人や集団に合わせて力を発揮していくことを求める。会社などの組織。心理職など。
9ハウス	精神を高めていくことや広い視野をもたらす何かを求める生き方。教育・出版・海外などに関連。
10ハウス	社会に認められ、そこで力を発揮していくことを求める傾向。仕事はサインの分野に関連。
11ハウス	未来的な何かや主流を外れた何かを求めて生きる傾向。同志的な人たちと未来を形成。
12ハウス	目に見えないものや人の気持ちを救う何かを求める生き方。献身性。占い、ネット、セラピスト。

る中では最初から示されているものではないのです。手ごたえを感じられる活動の中での積み重ねから、人生のテーマとなる道を歩んでいるという確信を得ていくのかもしれません。

太陽に示される人生のテーマに関して、なかなか見つけられず、着手できないような場合、人生の中で何か欠けていると感じられるようです。仕事が認められたり、たくさんのお金をもらっていたとしても、それが人生のテーマと結びついていないものであれば、充実した心境に至ることは難しいでしょう。

このようなときに太陽にまつわるフラワーエッセンスを使うことができます。自分の人生の目的を見つけ出せなかったり、テーマが大きくて躊躇してしまったり、そうした道を歩んでいるけれど困難を感じたりするような場合に、助けとなってくれるでしょう。

太陽の道を歩む助けとして使えるのは、太陽のあるサインやハウスにまつわるエッセンスです。太陽そのものを見出せないときやそこに焦点をあてられないときには、太陽のエッセンス（162～165ページ）がサポートしてくれるでしょう。

さらに太陽に対して厳しいアスペクトがあり、その影響から人生が困難になっている場合は、アスペクトしている天体のエッセンスを加えてください。太陽のサインやハウス、アスペクトなどにまつわるフラワーエッセンスを使うと、魂の目的としての人生を、自分なりの足取りで進めていくことができるようになるはずです。

●サンプル図（２１３ページ）の太陽とフラワーエッセンス

サンプル図の太陽は７ハウス・水瓶座にあります。客観的かつ公平なスタンスで人と関わっていくことを望み、それを生き方として実践していくことを、人生の目的としやすいでしょう。また公的なキャラクターとしては、感情をあまり上下させず、冷静かつ客観的に物事を判断できる人として映ります。

アスペクトを見ていくと、太陽に対して４ハウス・蠍座の月がスクエアの配置を取るため、公平で未来を意識するとき、自分の中にある深い感情が揺さぶりをかけてくるかもしれません。ただ、不動宮同士の関係であるため、こうした揺さぶりが時間をかけて表れてきたり、普段は平常心でも、許容量を超えると突発的に感情が噴出という形で出てくることもあります。さらに太陽はアセンダントの支配星でもあるため、太陽の方が優位に出て、月を抑え込むような場合も考えられるでしょう。

エッセンスとしては、太陽のサインである水瓶座にまつわるウォーターバイオレット、７ハウスに関連するスクレランサスを使うことができます。また太陽にアスペクトする月のエッセンスとして、オリーブもよいでしょう（太陽と月のスクエアから、仕事を優先して休みを取らないなど、疲労が蓄積しやすい傾向）。

土星〈完成図、大人イメージ〉

土星は、人として完成した姿を表す天体であり、その人が持っている社会で活躍する大人のイメージともいえるものです。土星のあるサインやハウスに関連した活動ができることが、その人の中での大人としての指標となっているのです。

土星の示す大人の姿と、現在の自分のあり方を比べてみたときに、自分のイメージする完成図とはほど遠い自分に直面し、落ち込んだり、自分はその活動が得意ではない……と苦手意識を持ってしまったり、コンプレックスを抱いたりするようなことが多いかもしれません。しかし、意識の中に埋め込まれているため、いつの間にか目で追ってしまいがちです。そのため、避けたいと思っているにも関わらず、目の前にその事柄がやって来たり、対応しなければならない場面が何度も訪れたりすることになるようです。そのような場面を繰り返す中で、どうしても登らなければならない山であることを自覚し、土星の示すテーマに取り組んでいこうとするでしょう。

完成に向けて自分なりに歩みを進めていても、なかなか納得できる領域にたどり着けないことなどもあり、プレッシャーを感じたり、不安に気持ちが揺さぶられたりすることも起こります。完成への道のりは長く、果てしないように感じられるかもしれませんが、ひとつひとつ積み重ねていく中で、自分の求める大人のイメージに近づいていけるはずです。

どのような大人イメージを持つかについては、土星のサインやハウス、またアスペクトから明らかになっていきます。たとえば、双子座の土星であれば、どんな人ともコミュニケーションをとることができ、さまざまな情報に熟知している人物をイメージします。蠍座の土星であれば、忍耐強く人と関わりながら、周囲の信頼を得ていく人物となります。

特に土星のサインのフラワーエッセンスは、土星の働きとして起こる特定のテーマへのコンプレックスや不安を緩和してくれます。土星のエッセンスも併用するとさらによいでしょう。さらに時期的な変化として土星に影響が出るようなときは、土星のエッセンスのうちのセカンド19のものを使用してください。

●サンプル図（２１３ページ）の土星とフラワーエッセンス

サンプル図の土星はＭＣのやや手前にあり、牡牛座です。物や身体、お金などに関して完成度の高い技能や能力、取り扱い方などを有し、社会で発揮していく様子がうかがえます。若い頃は厳しい上司や年長者に鍛えられることの多い配置ですが、その積み重ねによって熟達度が上がってくると、今度は自分がその役割を担うことが多いでしょう。また、物品、身体、お金の扱いや技能についての不備や不足を意識しやすい傾向があります。立場的に頑張らなければならないという意識も出やすいかもしれません。

こうした傾向が感情面であまりよくない形で影響している場合、それに関したフラワーエッセンスを使うことができます。牡牛座のゲンチアナ、10ハウスに関連したミムラス、土星に関連したオークが候補として考えられます。いずれもその人自身の状態を見て、落ち込みがあったり（ゲンチアナ）、恐さや不安を感じていたり（ミムラス）、頑張らなければならないと思い込んでいる（オーク）などの様子が見られる場合に使用してください。

土星は6ハウスにある水瓶座の水星や、5ハウスにある山羊座の金星とアスペクトを取り、双方に影響を与えています。この水星に関連した働きとして、仕事上の立場を考慮し、現実的な観点で客観的に判断し、物事を進めていくべきであると考えます。それがその人自身を苦しめているようであれば、水星に関連したフラワーエッセンス（水瓶座のウォーターバイオレット、6ハウスのセントーリー、水星のロックウォーター）とともに使用するとよいでしょう。金星に関してはよいアスペクトを取っているため、それほど問題にならないと思われます。しかし、土星はよいアスペクトであっても「～べきである」という固定観念につながりやすいので、苦しいときは、それに関するエッセンスを使用してください。

●土星のサイン（苦手なことと完成図のイメージ）

牡羊座	自己主張すること、何かをスタートさせることが苦手（出だしおっくう）。完成イメージは直感で物事を進めること。自分で自分のやりたいことを始められる人。
牡牛座	自分の身体感覚や五感を信じること、お金のこと（もらうこと、払うこと）が苦手。完成イメージは、お金を稼げる人　自分の感覚で物事を判断できる人。
双子座	多様な情報を扱うこと、軽いコミュニケーション、軽さそのものが苦手。完成イメージはいろいろな情報をやりくりできる人、誰に対しても気軽に話しかけられる人。
蟹座	家族的な親密な関係、身近な人に共感することが苦手。自分に対して不親切だと感じる。身近な人に対して温かみをもって接することができる人。
獅子座	自分のやりたいことを主張する、派手に演出することに躊躇。完成イメージは説得力があり、自己主張ができる人、派手なアクションで動ける人。
乙女座	実務や細やかに何かをすることが苦手。健康管理がうかつ。完成イメージはきちんと自己管理 & 細やかに作業できる人。健康 & 自己管理できる人。
天秤座	他人と自分を同等に考えることが苦手。どちらかという引け目に感じがち。完成イメージはお互いに一人の個人として他者と相対することができる人。
蠍座	他者と深く関わることが苦手。もしくは入り込みすぎる傾向。完成イメージはしっかり深く関わり、相手の信頼を得ている人。
射手座	抽象的に考えることが苦手。おおらかになれず、自分の心の狭さに悩む。適当にできない。完成イメージは楽観的でおおらかな人。
山羊座	常に大人であろうとする、子どもっぽい自分に引け目を感じる。真面目に社会のルールを守ろうとする。社会人として社会に認められた人物が大人像。
水瓶座	友達と程よい距離を保ってつき合うことが苦手。近づきすぎたりクールすぎて失敗。完成イメージはほどよい距離を保ってつき合える人。グローバルな視点を持っている人。
魚座	人に優しくすることが苦手。献身さが足りない自分について悩む。占いやあやしいことに疑いを持つ。完成イメージは人に優しくできる人、献身的な人、セラピスト。

冥王星

冥王星は生と死に関連する天体であり、また西洋占星術で扱う天体のうち、もっとも外側にある天体です。占星術における人の生の限界であることから「生と死」と結びつけられています。そこから先は死の世界をイメージさせることになり、無意識の中で恐れを抱いたり、なぜかしなければならないという切迫感を覚えるようなことも多いでしょう。しかし無意識の中に埋め込まれているため、恐れや切迫感を抱く動機や根拠がわからず、結果的に振りまわされてしまいがちです。

冥王星のあるサインは、そうした切迫感や恐れがどのような形のものであるかを明らかにしてくれます。冥王星は一つのサインを大体15～20年くらいかけて経過していくため、その傾向が世代意識のようなものとして表れてくるようです。

たとえば、1971年～1983年頃、冥王星は天秤座を経過していましたが、天秤座に冥王星を持つ世代は、パートナーシップや対人関係に切迫感があるということでもあり

●冥王星のサイン（こだわりと強さを発揮する場面）

サイン	
牡羊座	自分の意欲のままに生きることにこだわる。時には無謀な行動に出ることも。不自由さを感じられる状況で、強い力を発揮。
牡牛座	お金や物、身を守ることができる安全な場所、衣食住に強いこだわりを持つ。衣食住に対する不安を感じられるときに強い力を発揮。
双子座	自由に動ける環境、人とのつながり、知的な刺激、情報を得られる環境を必須のものとして求める。常に情報に目を配り、自分が生き残る術を考える。
蟹座	仲間、家族、居場所に対して強いこだわりを持つ。安心できる人たちと離れるような状況で大きな力を発揮。
獅子座	自分らしく生き、人生の喜びを求める強い姿勢。不自由でその人らしく生きられない状態に対して絶望を覚えたり、死と同等に感じる。
乙女座	細やかに物事を管理する。自分自身を完ぺきにする。人に迷惑をかけないあり方を強く求める。やることに重点を置きすぎて、気が休まらない。
天秤座	自分と同等でお互いに協調できる相手や対人関係を強く求める。アンバランスな関係や孤独な状況は避けたい。周囲の人への対応を重視しすぎて、自分のことをあとまわしにする。
蠍座	深くつき合える人物や集団、深く研究するテーマを強く求める傾向。重要な人、大切な人は徹底的に守るが、それ以外にはぞんざいな態度をとる。
射手座	自分自身の成長や自由であることにこだわりを持つ。自分を縛るものから極力逃げようとし、相手にもその自由を認める。
山羊座	自分を取り巻く社会や安全を保障するような枠組みを重要視する。社会の一員であることを強く意識する。
水瓶座	未来への希望や地域を越えて多くの人と関わることに対するこだわりを持つ。公平さを求め、偏りのある状況を徹底的に改善していこうとする。
魚座	誰もが心穏やかに暮らしていける世界を強く求める。困難な状況の人がまわりにいるときに力強く能力を発揮する。

ます。他者から認識されない人間は生きてないも同然……という考えから、対人関係をことさら重要視したり、結婚、パートナーシップに関して大きな思い入れを持ちます。そのため、結婚しなければならない、夫婦は平等でなければならないといった考え方から、切迫感を抱きやすいのです。

対人関係の中に「生きるか死ぬか」の感覚が入り込むため、たいへんな状況に置かれているときでも「このくらいでは死なない」とばかりに、強い忍耐力を発揮する場合もあります。恐れを抱いて何もできないこともあれば、今それをしなければ生きている意味がない！とばかりに、すさまじい力やカリスマ的な能力を発揮することもあるため、その両極端な傾向から「極端さ」も冥王星の象意とされています。

冥王星は自覚しにくい分、意識化して調整していくことも難しいため、こうした切迫感を緩和すること自体難しいのですが、占星術を通してみていくことにより、少しずつ自分の傾向に意識を向けていくこともできます。それによって、心の中にある絡んだ糸を次第にほぐすこともできるでしょう。

●サンプル図の冥王星とフラワーエッセンス

サンプル図の冥王星は２ハウス・乙女座にあり、４ハウスの月とセクスタイルのアスペクトを取ります。２ハウスは才能など身体に根づいた要素やお金などと関連しやすい場です。

ここに冥王星がある場合、身体的なことやお金などへのこだわりや極端な使い方として出てきます。乙女座ということで、お金や健康の管理に対するこだわりや厳格さ、それに対する忍耐力が高いとも読めるでしょう。

フラワーエッセンスについて、こうした要素が強い切迫感として表れている場合に使用する必要があります。選択するものとしては、２ハウスのゲンチアナ、乙女座のセントーリーなどがよいでしょう。

月に対して影響を及ぼしているため、お金に関する感覚が安全感覚ともリンクしています。金銭や物質的に満たされないことが安全感覚を脅かすような場合に、月に関連したエッセンスとともに使用するとよいでしょう。

●サンプル図のまとめ

アセンダント、月、太陽がどれも不動宮であるため、じっくり考えて物事を進めていくような不動宮に特徴的な傾向が強く出るかもしれません。またアセンダント（獅子座）の支配星である太陽が月とスクエアを取ることもあります。

月にまつわる身近な人たちとの安心を確保する（４ハウス蠍座）ことよりも、誰に対しても公平に関わり、客観的視点により判断していくスタンス（7ハウス・水瓶座）のほうが強く出ています。性格面でも公正で忍耐強い様子が見てとれます。

また、土星も冥王星も2ハウスや牡牛座といった身体性や物質性、お金などに関わる要素に関連することもあります。お金や物質に対するこだわりや、そうしたものに対してきちんとやらなければならない……というような観念が出てきやすいかもしれません。

エッセンスの選択の際、最も緊張度の高い配置が月と太陽のスクエアであるため、月に関して蠍座のチコリー、4ハウスのクレマチス、水瓶座の太陽ということで、ウォーターバイオレットの3種類をブレンドし、しばらく飲んでいただきました。

エッセンスを飲んで、「ねばならない」という気持ちが薄れ、いい意味で「しょうがない」という気持ちとともに手放しができたと感じられたそうです。まわりの人への感情の表出から、お互いに気持ちの面でのやり取りもでき、関係性そのものが変わってきたとのことです。

エッセンスを選ぶにあたって

ホロスコープからフラワーエッセンスを選ぶとき、選ばれたものはあくまでも候補であると考えることが大切です。では何を中心に選択していくのかといえば、それはクライアントの訴えです。クライアントが何に困っているのか、どうなっていきたいのか……ということを第一にしていく必要があります。

占星術で引き出されるエッセンスは、その人の持っている要素ではありますが、可能性として内在しているだけともいえますし、またそれを必要とするときや場面もあります。そうした場面は、ある意味、そのテーマについて内的に対応できるタイミングが整ったから……という場合も多いでしょう。

特にトラウマや内的な葛藤などの場合、ある程度、その人がそれらを受け止められるような心境へと成長したり、状況が整う必要があります。内的な状況が整ったときに、ようやく特定の心の状態（不安やイライラなど）として表現されていくといわれています。

そうした意味で、その人自身の訴えとして立ち表れてきたということは、同時にその問題に向き合うことができるタイミングともいえます。さらにフラワーエッセンスを用いて対応するのにもよいタイミングとみなすこともできるでしょう。そうしたこともあり、まずはその方の訴えやどうなっていきたいのか……を中心に、フラワーエッセンスを選択していくようにしてください。

ただ、重要な3つのポイント（アセンダント、月、太陽）のサインに関連するフラワーエッセンスについては、その人の心のあり方の基本構造に関わるものであり、またいついかなるときでも、その人の助けになるものであります。特段、何か心的な不調がないようなときでも、内的な安定をもたらしてくれるものです。どことなく心のバランスが崩れていると感じられる際にいつでも使うことができますし、お守りのように持ち歩くのも悪くないでしょう。

コラム　三区分のサインに共通して使えるエッセンス

フラワーエッセンスについて、これまで特定のサイン、天体と、１対１で選んでいく形で説明していきましたが、３区分ごとに共通するテーマ、エレメントごとに共通するテーマとして、それぞれのフラワーエッセンスを利用することもできます。

たとえば、牡羊座のエッセンスであるインパチェンスは、せっかちさからくるいらつきに関連しますが、せっかちさそのものについて活動宮というサイングループが関連していることもあります。牡羊座だけではなく、同じ活動宮のその他のサインである蟹座や天秤座や山羊座に関して、焦る気持ちや性急さが問題になっている場合にも、インパチェンスを使うことができるのです。

ここでは、３区分というサイングループについて、他のサインのものを活用する際のおすすめをまとめていきます。アセンダント、月、太陽のサインに関してみていくと使いやすいですが、特に月やアセンダントのサインについて、そのような状態、心境になっているときに利用しやすいので、ぜひ活用していってください。

似たような働きを持つフラワーエッセンスはいくつかありますが、３区分やエレメントの違いとして観ていくと、使い分けがしやすいことが多々あります。

たとえば、恐怖感は、月が活動宮（牡羊座、蟹座、天秤座、山羊座）にあって怖さを感じるようなときにミムラスを使うとよいですし、月が不動宮（牡牛座、獅子座、蠍座、水瓶座）のほうで怖さを感じるような場合はアスペンを、月が柔軟宮（双子座、乙女座、射手座、魚座）のほうで恐怖を感じるような場合はロックローズがおすすめです。

気力の低下や落ち込みについて、月が活動宮（牡羊座、蟹座、天秤座、山羊座）の方の場合はホーンビームやエルムがよいですし、月が不動宮（牡牛座、獅子座、蠍座、水瓶座）の場合はゲンチアナやラーチを、月が柔軟宮であればアグリモニーやワイルドローズを使ってみてください（月だけではなく、アセンダントのサインでも）。

このように、3区分グループとして、特定の感情傾向が強く出た場合に、そのグループ内のエッセンスを活用することもできますので、適宜使っていくとよいでしょう。

■三区分

●活動宮（牡羊座・蟹座・天秤座・山羊座）

- **インパチェンス→**イライラしたり、気が急《せ》くようなときに
- **クレマチス→**落ち着かないときに、グランディングに

・**スクレランサス**↓迷うときに、決断力が落ちていると感じるときに
・**ミムラス**↓恐怖・恐れを感じるときに
・**ホーンビーム**↓落ち込むときに、意欲がわかないときに
・**レッドチェストナット**↓愛する人への心配や懸念があるときに
・**パイン**↓罪悪感を覚えるときに
・**エルム**↓重圧感があったり、自信を喪失するようなときに

●不動宮（牡牛座・獅子座・蠍座・水瓶座）

・**ゲンチアナ**↓落ち込むようなときに
・**バーベイン**↓過集中、テンションが上がりすぎているときに
・**チコリー**↓愛する人に干渉したり、強く愛を求めるときに
・**ウォーターバイオレット**↓孤独を感じるときに
・**ハニーサックル**↓思い出に浸ってしまうときに、人生の変化を受け入れるために
・**ラーチ**↓自信のないときに、劣等感を覚えるときに
・**チェリープラム**↓心の内圧が上がっているときに、プレッシャーを感じるときに
・**アスペン**↓恐怖や恐れを感じるときに

●柔軟宮（双子座・乙女座・射手座・魚座）

- **セラトー↓**確信を得られず、あれこれ調べまくってしまうようなときに
- **セントーリー↓**仕事ややらなければならないことを抱え込みすぎてしまっているときに
- **アグリモニー↓**悩みがなかなか解消されないと感じられるときに、疲れを感じるときに
- **ロックローズ↓**恐怖や恐れを感じるときに、パニックに陥っているときに
- **ホワイトチェストナット↓**思考が混乱しているときに、マルチタスクがうまくまわっていないと感じるときに
- **クラブアップル↓**細かいことが気になってしまうときに
- **ウォールナット↓**対応しなければならないことが多々あり、人や状況に振りまわされがちに感じるとき
- **ワイルドローズ↓**無気力なとき、意欲が湧かないとき

リーディング　その1

まずAさんのホロスコープについて解説していきます。

アセンダントは蠍座で、忍耐力の高さや信頼されるような行動をとろうとする傾向が読み取れます。またアセンダントの支配星である火星が7ハウス牡牛座にあることから、忍耐や信頼といったテーマについて、特に対人関係の中で重視していることもわかります（もう一つの支配星である冥王星は11ハウスにあり、未来に向けての慎重な行動として現れてくるでしょう）。

月は水瓶座で4ハウスにあり、公平性や普遍的な正しさが全ての基盤となっていることがわかります。またその基盤が安心感や安全感覚の土台となっていることもあり、Aさんご本人にとっては心の安定につながる最も重要な要素と読むことができるでしょう。

太陽は9ハウス・獅子座にあり、12ハウスにある天秤座の天王星とスクエアのアスペクトを持ちます。目に見えない世界にまつわる要素を、取り入れながら成長しようとする意志を発揮していく配置といえます。

さて、公平性や筋を通すという点について、月にまつわる性格傾向の一部として読めます。しかし、それが心の安寧に関連している分、脅かされると不安を感じたり、眠れなくなったりするということが起こりやすいかもしれません。

アセンダントのルーラーである火星は、対人関係の中で、牡牛座のテーマである物質性や身体性、お金などに関係した現実的な観点から、積極的に相手と関わっていく姿勢とみていくことができます。そのため、物やお金にまつわる関わり方の中で、信頼できるかできないかがAさんにとっては大きな線引きとなるポイントです。したがって、納得できない形のものであれば、火星の働きはいらだちや怒りへと転化しやすいのでしょう。

これらのことを考慮すると、月と火星がエッセンスを選択するうえで重要なポイントであることがわかります。また２０２２年12月現在、この月の上にトランジットの土星が重なっています。また火星の上には天王星が重なっていることもあり、この月や火星にとって、それまでの活動とは違う、動き方や視野を広げていくよう促されているタイミングともいえます。そうした点では、今回の出来事は意識を広げたり、成長につながったりするような出来事だったのかもしれません。

さてフラワーエッセンスについて、月は水瓶座・４ハウスということで、公平性などについてより高い調和へと導くウォーターバイオレット、そして地に足をつけ安心できるよ

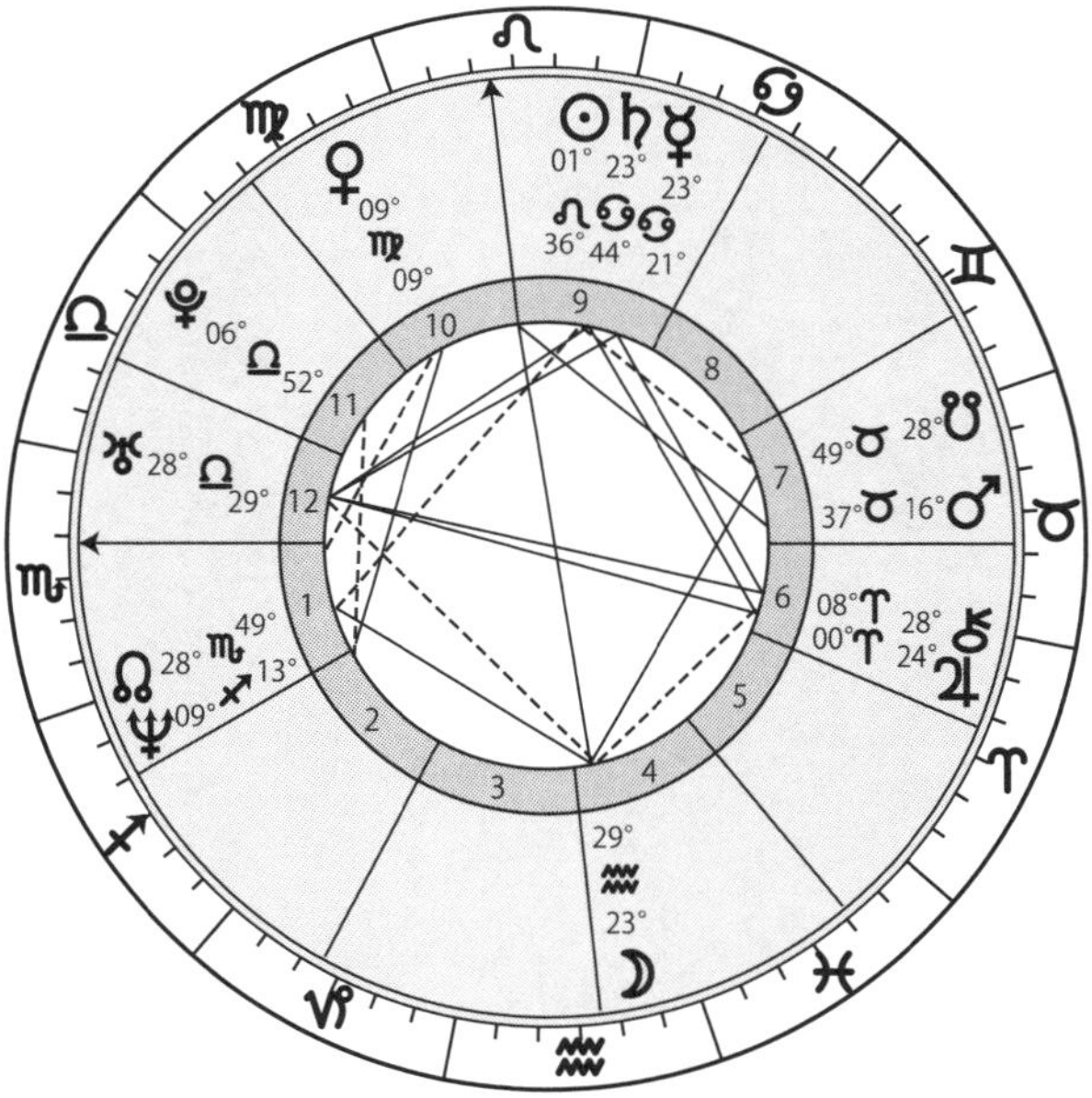

Ａさん（女性）

1975年7月25日　13時　上越市

先日、人との関わりの中で、お金や対人関係でのいい加減さなどで筋が通らないと感じる出来事があり、憤りを覚えています。そのことを考えるとイライラしたり、眠れなかったりしました。相手を信頼できず、これまでどおりにつき合えないという気持ちもあります。関係を切ってしまいたいと思いますが、それも難しいと感じている自分もいます。

うクレマチスを選択しました。
火星については、自分の思う正しさを中心に据えてしまっていることから、ヴァインを使用しました。他者への批判ということでビーチを加えるのも悪くないでしょう。

【エッセンスを飲んでみての感想】

身体の変化として、まずよく眠れるようになりました。また許せないという気持ちについて、それもあきらめられるようになってきましたが、それとともに正しいふるまいについて「これをして当たり前、こう考えて当然」という考えが心の中にあったことにも気づきました。

本当に大事なものはもちろんありますが、それぞれの人にはそれぞれの常識があり、自分の価値観だけでは計れない何かがあることが、自然な流れで理解できたような気がします。自分が大切にしたい部分は大切にし、また相手との価値観の違いに関して、そこにこだわらず、あきらめがついたという感じかもしれません。

リーディング　その2

Bさんのホロスコープについて解説していきます。

アセンダントは牡牛座で、身体感覚に根づいた判断から物事にアプローチしていきます。自分の心や身体などの感覚に合ったやり方を好み、自分のペースを確保しつつ、物事を進めていくでしょう。アセンダントの支配星は金星で、10ハウス・水瓶座にあります。社会で活躍することを望み、そうした場で活動することに手ごたえを感じるでしょう。

月は８ハウス・射手座で、天王星が重なっています。また金星（10ハウス・水瓶座）や火星（６ハウス・天秤座）ともよいアスペクトを取っています。オープンで快活な資質を持ち、自分の自由や独立を確保し、人に寄り添って安心を得ていくでしょう。またコミュニケーションを取りながら積極的に物事の準備をしたり、社会的な活動の中でセンスを発揮していくようです。

太陽は９ハウス・山羊座にあり、火星（６ハウス・天秤座）とスクエアの配置を取ります。物事の仕組みを明らかにし、社会に役立つような学びから自己向上の道を歩み、精神性を高めていこうとするでしょう。

ホロスコープから読み取れるものと、Bさんの訴えを見比べたとき、自分のペースで歩みながら独立性を保持したいこと（牡牛座のアセンダント・8ハウスにあり、天王星と重なる月）から、人からコントロールされたり、一方的に使われるようなことに対して反発が出やすいといえます。

8ハウスの月として信頼を得るために、相手の意図を深く読み取って合わせていく傾向があります。また、6ハウスの火星に絡んで物事を進めていくときに相手とやり取りしながら、自分の求める方向へと導いていく傾向もあり、状況をコントロールしながら目的へと向かっていくスタイルも見て取れるでしょう。

さらに太陽（山羊座）と火星（天秤座）が活動宮にあることから、周囲の人たちとやり取りをしながらも、最短距離で目的を達成しようとします。スケジュールが埋まらないことへの怖さは、山羊座の太陽やアセンダントのルーラーであり、10ハウスにある金星の影響として、常に社会の中で活躍していたい意欲の裏返しとも読めるかもしれません。目的を持って活動しているときはよいかもしれませんが、ひとたび向かうべき目標がなくなったときに、不安に襲われることもあるでしょう。

エッセンスの選択に際して、仕事や公的な活動に関する訴えということで、太陽を中心

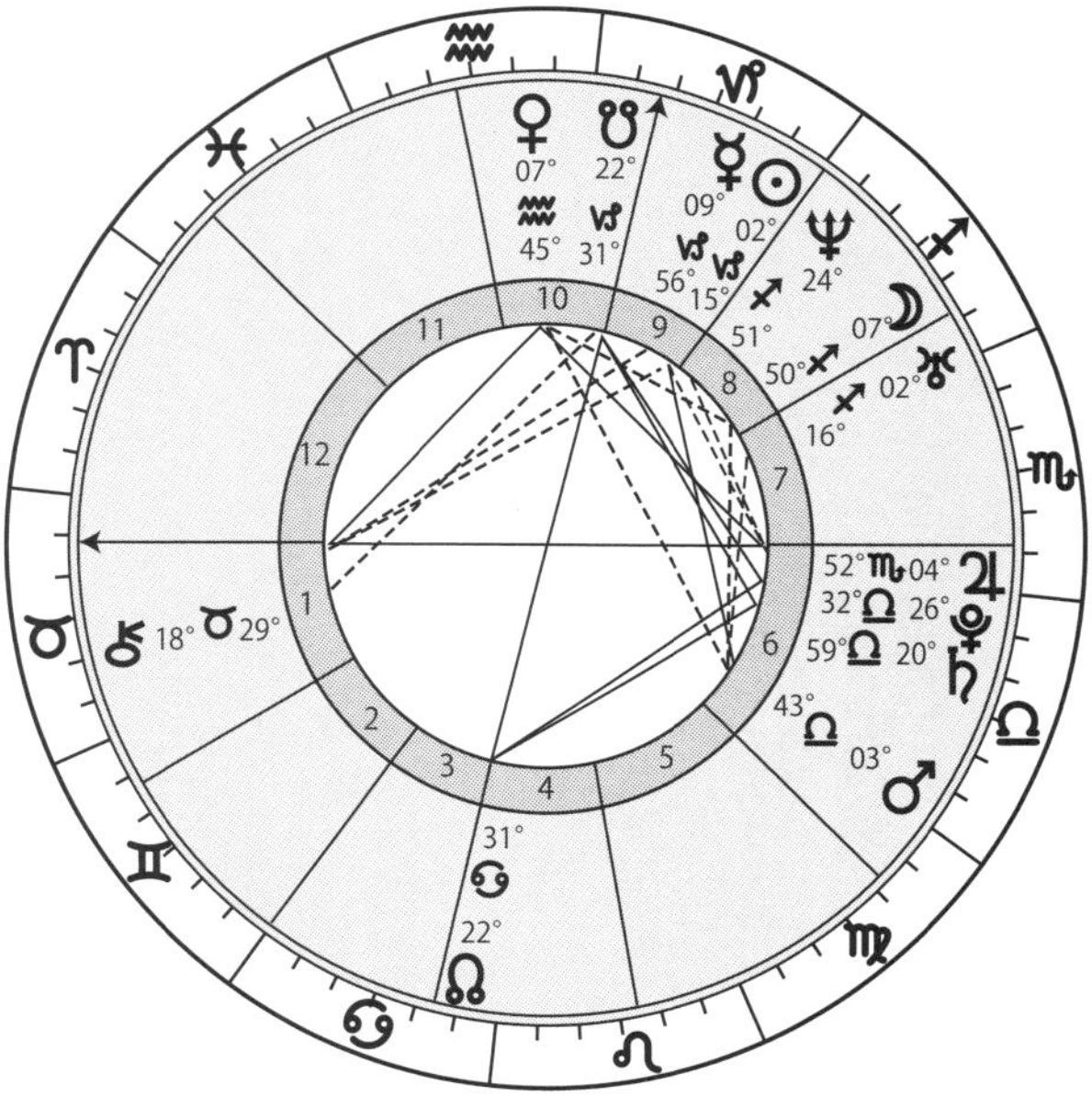

Bさん（女性）

1981年12月24日　13時6分　東京

フリーランスで働いています。仕事に関してスポンサーになってくれようとする人がよく現れるのですが、自分のことを利用しようとしているように感じられます。またそうした関係の中で安定したくない部分や反抗心などもあり、譲れないことなどが多いかもしれません。誰かの厄介にはなりたくないけれど、一人でやるのも難しい面がありますし、また正社員なども難しいと感じ、どう働いていったらよいのか迷っています。働くことに関しては、バリバリ働くようなキャリアウーマンに小さい頃から憧れがありました。ただ何のために働くかといった人生の目的がなく、それを怖く感じます。またスケジュールが埋まらないことに対する不安もあります。

に選ぶことになりそうです。そのような場合は、単に太陽のものを使うのではなく、太陽と月とアセンダントがバランスよく働くようなものを選んでいくことが多いでしょう。

月は太陽の土台という部分でもあり、太陽が闊達に活動していくためには、心と身体が充実している必要があります。また物事にアプローチしていこうとする姿勢が能動性を引き出すため、アセンダントに関連するエッセンスも必要でしょう。アセンダントのルーラーである金星も、10ハウスという社会にまつわる要素にも関連しているため、そうした意味でも有効であると考えられます。

月を安定させてエネルギーチャージしていくことから、太陽に関する活動にスイッチを入れていく、意欲的に物事に取り組んでいける……。そのようなイメージを前提に、今回は、月に関して射手座のアグリモニーを、太陽のサインにまつわる山羊座のミムラスを、アセンダントサインである牡牛座のゲンチアナを選んでみました。

【エッセンスを飲んでみての感想】

今までは、自分が「こうしたい」と思ったことについて、状況をコントロールしたり、自分の望む方向へハンドリングしていました。けれどそうではなく、相手のやり方に沿ってみたり、状況に身を任せたりしてもよいのでは……と思えるようになりました。

ハンドリングすると、急いで結果にたどり着かなくてはいけないという気持ちがありました。そのために相手が自分の望む方向に動くよう調整したり、働きかけたりしていました。でも、相手の思うとおりに進んでも悪いことではないし、相手の意図に沿っていても、結果的に自分もよい方向へ行くはず、という心境へと変化していった気がします。

自分の思い描いた最短ルートでなくても、必要な結果に導かれていくような感覚があり、その分、心や時間的な余裕や余白が生まれた感じもあります。相手を信頼し、好きなようにしてもらったり、また相手からの信頼を受け止めて自由に動いていくという考え方も芽生え始めました。役に立たなければいけないという感覚についても、自分が満たされていないから起こることで、広くいろいろやって、それが何かの形で人に役立てばよいと考えられるようになったと思います。

遠回りも悪くない……ですよね。

おわりに

フラワーエッセンスを知ったのは、１９９０年代の前半頃だったかもしれません。当時はアロマセラピーに興味を持っていたため、香りの感じられないフラワーエッセンスについて、なんとなくピンときませんでした。

その数年後にイギリスに1年ほど住む機会がありました。下宿先の近くに植物療法のショップがあり、フラワーエッセンスを数多く扱っていたことから、興味のスイッチが入ったような記憶があります。

留学での緊張や心細さや、下宿先で香りの出るものをあまり使えなかったこともあり、自分の状況に合わせてあれこれと使ってみたのです。そしてエッセンスを試す中で、少しずつその力を実感していきました。

西洋占星術との結びつきを知ったのはその頃になります。関連する書籍の日本語版も出て精読した際、納得できる部分もあればそうでない部分もありました。そうでない部分について、いろいろと研究を重ねていくようになったのです。特に天体やサインといった西洋占星術的な要素について、なぜそのエッセンスが対応しているのかをつぶさに研究していきました。

たとえばサインなら、エレメントの特性や三区分の傾向や支配星の働きなどが影響として出ていることがわかりました。また逆にそこから占星術において、要素の解釈を深めていくこともできました。さらに、ただ単に1対1で12サインに対応させるだけではなく、その他のサインに対して使えることもわかってきました。

私にとってはフラワーエッセンスと占星術の研究が、フラワーエッセンスのみならず、占星術の研究にも大いに役立ったのです。

植物の生態や形態も考慮すると、フラワーエッセンスと占星術のつながりをより強い形で読み取ることもできます。しかし、本書ではそこまで書くとかなり長いものになってしまうため、重要なもののみとして、今回は割愛させていただきました。機会があればどこかでそのつながりを解説できたら……とも考えています。

「はじめに」でも書かせていただきましたが、西洋占星術的にエッセンスを選ぶことはアプローチの一つとして有効に活用できます。そしてエッセンスを通じて西洋占星術的な側面から自分の心のあり方を知ることは、この難しい時代を生きるうえで大きな助けになると考えています。本書をご自身のため、あるいはほかの方のために、より心地よい形で活用していただけることを切に願います。

最後に、温かく声掛けしてくださったネイチャーワールドの玉井宏社長、須田布由香さん、西洋占星術の仲間や生徒の皆さん、フラワーエッセンス仲間の皆さまに深く感謝いたします。そして本書の編集を担当し、熱い励ましと適切なアドバイスをくださった、ＢＡＢジャパンの福元美月さんに心からの感謝を伝えるとともに、本書の結びとさせていただきます。

西洋占星術研究家　登石麻恭子

——資料——

38種の
フラワーエッセンスの特徴

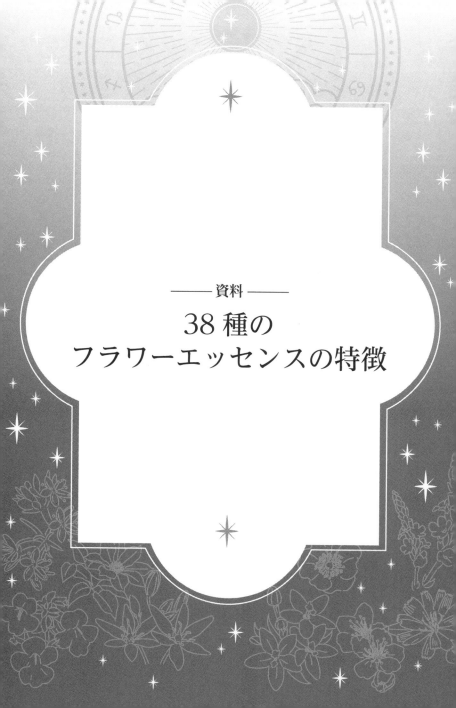

	植物名	和名 / 科名	英名 / 学名
20	ミムラス	ミゾホオズキ	Mimulus
		ゴマノハグサ科	Mimulus guttatus
21	マスタード	ノハラガラシ	Mustard
		アブラナ科	Sinapis arvensis
22	オーク	ヨーロッパナラ	Oak
		ブナ科	Quercus robur
23	オリーブ	オリーブ	Olive
		モクセイ科	Olea europaea
24	パイン	ヨーロッパアカマツ	Pine
		マツ科	Pinus sylvestris
25	レッドチェストナット	ベニバナトチノキ	Red Chestnut
		トチノキ科	Aesculus carnea
26	ロックローズ	ハンニチバナ	Rock Rose
		ハンニチバナ科	Helianthemum nummularium
27	ロックウォーター	石清水	Rock Water
		-	-
28	スクレランサス	シマツメクサ	Scleranthus
		ナデシコ科	Scleranthus annuus
29	スターオブベツレヘム	オオアマナ	Star of Bethlehem
		ユリ科	Ornithogalum umbellathum
30	スイートチェストナット	セイヨウグリ	Sweet Chestnut
		ブナ科	Castanea Sativa
31	バーベイン	クマツヅラ	Vervain
		クマツヅラ科	Verbena officinalis
32	ヴァイン	ヨーロッパブドウ	Vain
		ブドウ科	Vitis vinifera
33	ウォールナット	ペルシャグルミ	Walnut
		クルミ科	Juglans regia
34	ウォーターバイオレット	ミズスミレ	Water Violet
		サクラソウ科	Hottonia palustris
35	ホワイトチェストナット	セイヨウトチノキ	White Chestnut
		トチノキ科	Aesculus hippocastanum
36	ワイルドオート	スズメノチャヒキ	Wild Oat
		イネ科	Bromus ramosus
37	ワイルドローズ	カニナバラ	Wild Rose
		バラ科	Rosa Canina
38	ウィロウ	ヤナギ	Willow
		ヤナギ科	Salix alba var. vitellina

―― 資料 ――
38種のフラワーエッセンスの特徴

●和名・英名・学名・科名一覧

	植物名	和名／科名	英名／学名
1	アグリモニー	セイヨウキンミズヒキ	Agrimony
		バラ科	Agrimonia eupatoria
2	アスペン	ヨーロッパナラヤマナラシ	Aspen
		ヤナギ科	Populus tremula
3	ビーチ	ヨーロッパブナ	Beech
		ブナ科	Fagus sylvatica
4	セントーリー	ベニバナセンブリ	Centaury
		リンドウ科	Centaurium umbellatum.
5	セラトー	ルリマツリモドキ	Cerato
		イソマツ科	Ceratostigma willmottianum
6	チェリープラム	ミロバランスモモ	Cherry plum
		バラ科	Prunus cerasifera
7	チェストナットバッド	セイヨウトチノキ	Chestnut Bud
		トチノキ科	Aesculus hippocastanum
8	チコリー	キクニガナ	Chicory
		キク科	Chichorium intybus
9	クレマチス	クレマチス	Clematis
		キンポウゲ科	Clematis vitalba
10	クラブアップル	ヤマリンゴ	Crab apple
		バラ科	Malus pumila
11	エルム	オウシュウニレ	Elm
		ニレ科	Ulmus procera
12	ゲンチアナ	セイヨウリンドウ	Gentian
		リンドウ科	Gentiana amarella
13	ゴース	ハリエニシダ	Gorse
		マメ科	Ulex europaeus
14	ヘザー	ギョリュウモドキ	Heather
		ツツジ科	Callune vulgaris
15	ホリー	セイヨウヒイラギ	Holly
		モチノキ科	Ilex aquifolim
16	ハニーサックル	スイカズラ	Honey Succkle
		スイカズラ科	Lonicera caprifolium
17	ホーンビーム	セイヨウシデ	Hornbeam
		カバノキ科	Carpinus betulus
18	インパチェンス	ツリフネソウ	Impatiens
		ツリフネソウ科	Impatiens grandulifera
19	ラーチ	ヨーロッパカラマツ	Larch
		マツ科	Larix decidua

● 12 ヒーラーズ、7 ヘルパーズ、セカンド 19

星座	12 ヒーラーズ	セカンド 19
牡羊座	インパチェンス	ホーンビーム
牡牛座	ゲンチアナ	ハニーサックル
双子座	セラトー	ホワイトチェストナット
蟹座	クレマチス	レッドチェストナット
獅子座	バーベイン	ラーチ
乙女座	セントーリー	クラブアップル
天秤座	スクレランサス	パイン
蠍座	チコリー	チェリープラム
射手座	アグリモニー	ウォルナット
山羊座	ミムラス	エルム
水瓶座	ウォーターバイオレット	アスペン
魚座	ロックローズ	ワイルドローズ

天体	7 ヒーラーズ	セカンド 19
月	オリーブ	スターオブベツヘレム
水星	ロックウォーター	チェストナットバット
金星	ヘザー	ホーリー
太陽	ゴース	ウィロウ
火星	ヴァイン	ビーチ
木星	ワイルドオート	マスタード
土星	オーク	スイートチェストナット

12ヒーラーズ（32ページ）

ホロスコープで月が入っている星座（サイン）から、エッセンスを選ぶ。たとえば、出生のホロスコープで月が牡羊座のサインにあったときは、インパチェンスを使う。太陽やその他の天体のある星座（サイン）やハウス、アセンダントの星座（サイン）のエッセンスを選ぶことができる。

7ヘルパーズ（34ページ）

以下の天体に関連するテーマが、人生において問題となったときに選ぶ。

月　性格、感情、基本的な反応パターン。0～7歳
水星　工夫する力、状況処理能力、知性、コミュにケーション力　7～15歳
金星　バランス力、美的センス、対人センス、物事の楽しみ方　15～25歳
太陽　人生の方向性、生きる目的、魂の目的　25～35歳
火星　行動力、集中力、競争力　35～45歳
木星　社会的によいとされる姿勢、善意、発展性　45～55歳
土星　ルール意識、社会における大人の姿、完成図、不足感、苦手感　55～70歳

セカンド19（36ページ）

12星座、7天体に関わる。月や太陽といった天体が時期的な影響により不安定になったときに選ぶ。影響を受けている天体や天体がある星座（サイン）のエッセンスを選択する。

●フラワーエッセンスの指標

		状　態
1	アグリモニー	悩みがあるのに明るくふるまってしまう
2	アスペン	原因のわからない不安や恐れ
3	ビーチ	人に批判的になりがち
4	セントーリー	人を喜ばせようとしすぎたり、人の言いなりになる
5	セラトー	確信がなく、周囲の意見に振りまわされる
6	チェリープラム	心の抑制を失うことへの恐れ　プレッシャー
7	チェストナットバット	経験から学ばず、同じパターンを繰り返す
8	チコリー	愛や見返りを求めたり、相手に干渉する
9	クレマチス	夢や空想に浸りがち、うわの空
10	クラブアップル	潔癖な傾向、ささいなことが気になる、自己嫌悪
11	エルム	責任感の重圧で、一時的に自信を喪失
12	ゲンチアナ	落胆して気持ちが動揺する、原因のわかる落ち込み
13	ゴース	絶望し、何をやってもむだだと考える
14	ヘザー	話し好きだが、自分ばかりしゃべってしまう
15	ホリー	人への嫉妬や嫌悪感、疑ったり攻撃したりしてしまう
16	ハニーサックル	過去の思い出に浸りすぎる、ずっと後悔している
17	ホーンビーム	やる気が起きない、精神的疲労感
18	インパチェンス	気が焦り、すぐイライラしてしまう
19	ラーチ	劣等感、自信がなく失敗がこわい
20	ミムラス	対象がわかっている恐れや不安
21	マスタード	理由もないのに憂鬱、落ち込みがち
22	オーク	限界が来ていても頑張り続けてしまう
23	オリーブ	心身ともに疲弊して、疲れきっている
24	パイン	自分を責めて、罪悪感を感じる
25	レッドチェストナット	愛する者への過度の心配と懸念
26	ロックローズ	強いパニック的な恐怖
27	ロックウォーター	かたくなに理想や主義を追求し、自分を抑圧
28	スクレランサス	気持ちが揺れて、決断や判断ができない
29	スターオブベツレヘム	肉体的、精神的、感情的なショック、トラウマ
30	スイートチェストナット	完全に絶望しているが、それを隠している
31	バーベイン	強い信念で他人を説得しようとのめり込む
32	ヴァイン	自分のやり方で人を支配したがる
33	ウォールナット	状況変化に対応できない、しがらみや周囲に影響される
34	ウォーターバイオレット	人と距離を置きがち、一人になりたがる
35	ホワイトチェストナット	考えが次々巡り、頭が休まらない
36	ワイルドオート	人生の岐路で、どうすればよいかわからない
37	ワイルドローズ	無力感、現状を変えられないとあきらめている
38	ウィロウ	自分が可哀想に感じる、被害者意識的な怒り

フラワーエッセンス索引

＊254 ～ 258ページを除く

＜参考文献＞

『エドワード・バッチ著作集』
エドワード・バッチ著　BAB ジャパン

『バッチのフラワーレメディー　植物のかたちとはたらき』
ジュリアン・バーナード著　フラワーレメディープログラム

『Dr. バッチのヒーリング・ハーブス　フラワーレメディー完全ガイド』
ジュリアン バーナード 、マーティーン バーナード著
BAB ジャパン

『植物の形と進化』
前川文夫著　八坂書房

『植物の形には意味がある』
園池公毅著　ベレ出版

『植物生理学入門改訂版』
桜井英博他　培風館

『植物生理学概論改訂版』
桜井英博他　培風館

『国立科学博物館「植物展」ガイドブック』
国立科学博物館編

登石麻恭子（といし　あきこ）
西洋占星術研究家。英国ＩＦＡ認定アロマセラピスト。日本アロマ環境協会認定アロマテラピーインストラクター。フラワーエッセンス研究家。
早稲田大学教育学部理学科生物学専修卒。大学時代に両生類の嗅覚を研究したこと、体調不良時に精油の効用を実感したことからアロマテラピーに興味を持ち、1996 年グリーンフラスコアロマテラピースクールにて、アロマテラピーを学ぶ。その一方で、西洋占星術を独学で学んだのち、1998 年松村潔氏に師事。1999 年ごろからプロフェッショナルの西洋占星術師として活動。ボディ・マインド・スピリッツを統合するホリスティックなツールとして西洋占星術をとらえ、フラワーエッセンスやアロマテラピー、ハーブといった植物療法や パワーストーンなどをフューチャリングしたセラピューティックアストロロジーを実践。都内にてセッション、および西洋占星術、西洋占星術と植物療法、パワーストーンなどの講座を開催中。著書に、『星のアロマセラピー』『月相セラピー』（いずれも小社刊）、『スピリチュアルアロマテラピー事典』『366 日の誕生日パワーストーン事典』（いずれも共著。河出書房新社）、『魔女のアロマテラピー』(INFAS パブリケーションズ)、『魔女の手作化粧品』（ワニブックス）。他

西洋占星術で選ぶ
フラワーエッセンス

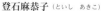

星が導く花療法

2023 年 2 月 28 日　初版第 1 刷発行

著　者　登石麻恭子
発行者　東口敏郎
発行所　株式会社 BAB ジャパン
〒 151-0073 東京都渋谷区笹塚 1-30-11　4・5F
TEL　03-3469-0135　　FAX　03-3469-0162
URL　http://www.bab.co.jp/
E-mail　shop@bab.co.jp
郵便振替　00140-7-116767
印刷・製本　中央精版印刷株式会社

ISBN978-4-8142-0525-7 C2077

Design　石井香里
Illust　佐藤末摘